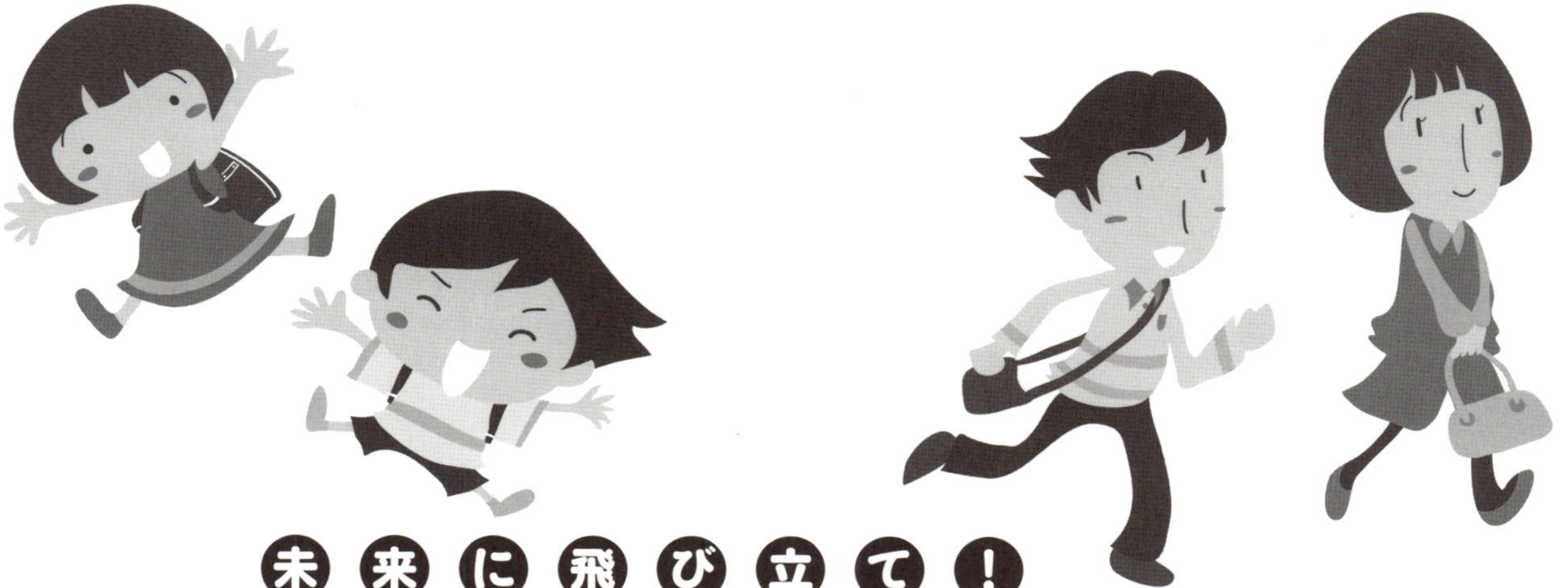

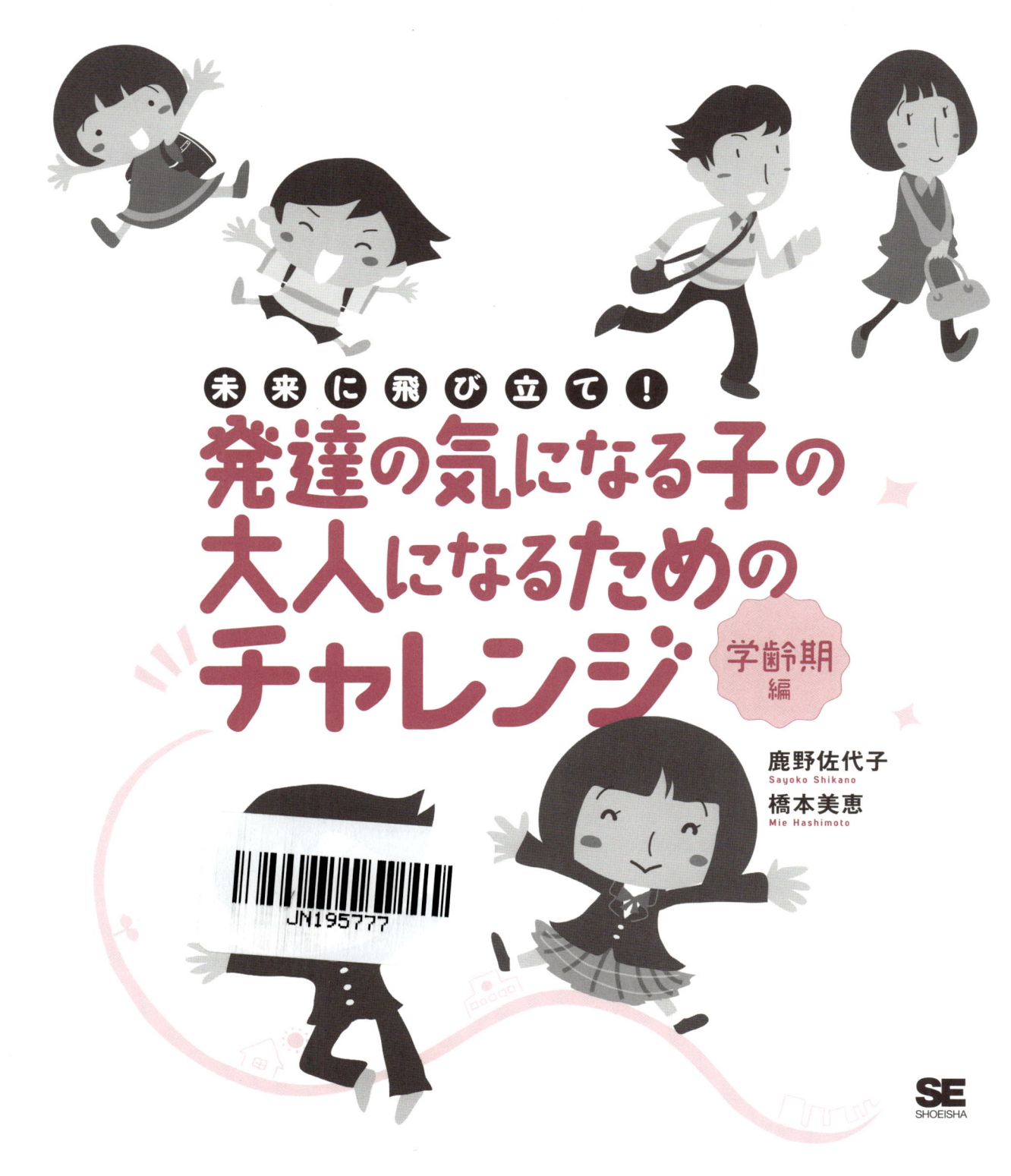

未来に飛び立て！

発達の気になる子の大人になるためのチャレンジ

学齢期編

鹿野佐代子
Sayoko Shikano
橋本美恵
Mie Hashimoto

SE
SHOEISHA

春夏秋冬と友達

春には
新しいクラスに新しい友達ができる
夏には
プールで友達と水遊びができる
秋には
友達といっしょに運動ができる
冬には
友達といっしょに雪遊びができる

春夏秋冬
ばらばらになっても皆な友達だ
春夏秋冬
また新しい友達に出会う

幼児期から療育に来ていた中学生の詩

はじめに

子どもが子どもでいられる時期は、とても短いものです。気がつけば子どもは成長し、いつの間にか思春期を迎えます。親も頭の中では「子ども扱いしてはいけない」とわかっていても、心のどこかに「まだまだ子どもだ」という思いがあり、ついつい先回りをして手や口を出してしまうことがあります。

そうかと思えば、子どもの体が急に変化し、発毛や生理、精通が始まって、今まで気にもしなかった異性を意識し始めたり、おかしな服装で出かけようとしたり、親に甘えてきたかと思うと反抗的な態度をとったり、情緒が安定しないこともあります。そして、そんな子どもの変化に戸惑う親も少なくありません。でも、本当に戸惑っているのは、子ども自身なのかもしれません。

子どもの成長については、ちょっとしたことでも親は気になるものです。前著『誤学習・未学習を防ぐ！　発達の気になる子の「できた！」が増えるトレーニング』（翔泳社）では、子どもの発達に不安を感じつつも、具体的にどうすればよいのかわからないという親御さんに向けて、家庭でできる取り組みを紹介しました。特に、子どもが不適切なやり方を身につけてしまう「誤学習」や、教わっていない、経験がない「未学習」は、成長した本人の「生きづらさ」につながってしまう場合があります。前著では、誤学習・未学習を防ぐために、「方針を持った丁寧な子育て」という考えに基づいた家庭療育を、幼児から小学生を対象に具体的にまとめました。生きていく上で困難さのある子どもがいらっしゃるご家庭からは、「参考になった」「実践している」といった声をいただいています。

本著はその続編として、小学生から中学生を対象に、将来、社会に出て自立して生活する準備として取り組みたい様々なチャレンジや、思春期を迎える子どもとの向き合い方などを紹介します。子どもがいずれ大人になり、働くことを意識した時、働き始めた時、家族から離れて地域で暮らすようになった時などに備えて、家事、お金の使い方、スケジュール管理、健康管理、身だしなみ、コミュニケーション、ふるまい方などを中心に解説しています。

また今回も、筆者2人がそれぞれ関わってきた親御さんたちにご協力いただき、家庭で起こったエピソードをたくさん紹介しています。

どのご家庭も、子どもの変化に戸惑いながらも、彼らがチャレンジできる環境を作り、試行錯誤しながら取り組んでいらっしゃいます。子どもたちも、失敗体験を重ねながら、自分で考え、何度も繰り返し挑戦することで、自我が芽生え、大人へと成長しています。チャレンジすることは、子どもにとっても不安ですし、見守る親も心配です。でも、その積み重ねにより、本人も周囲も無理だと思えた「夢」への道筋が見え、それが生きる目標になり、豊かな人生へとつながっていった例を、筆者たちはたくさん目にしてきました。

育てにくいといわれる思春期が始まる前に、ぜひ「大人になるための準備」を始めてください。社会へ飛び立つ力をつけるためにも、家事や役割を担うこと、買い物や身の回りのことなどに取り組み、「生活力」をつけておくことが大事です。

そして、関わりにくい思春期は、子どものイライラにつられたり、思い悩んだりせず、本人が問題解決の力をつけられるように見守る姿勢で向き合ってください。経験を重ね、時期を経る中で、大人になるための力をつけるチャンスがあります。

本書が、子どもたちの生きる力を育て、大人のふるまい方を身につけるための手引き書として、お役に立ちましたら幸いです。

２０１９年10月

鹿野 佐代子

橋本 美恵

目次

2章 自分で考えて行動するためのチャレンジ

3章 学齢期の心配事、よその家ではどうしてる？

【凡例】

※発達障害は、自閉スペクトラム症（ＡＳＤ）、高機能自閉症、アスペルガー症候群、学習障害（ＬＤ）、注意欠如／多動性障害（ＡＤＨＤ）などの脳機能の障害で、その症状が通常低年齢においてあらわれるものとされています。ただし、診断されてもその特徴のすべてが当てはまるわけではなく、複数の発達障害の特徴が当てはまる場合もあります。また、発達障害は現在も研究途上にあり、診断名やその定義も今後変わる可能性があります。

※本書に事例等で登場する人物や施設の名前はすべて仮名です。また、事例にある診断名や金額等は相談当時のものです。

※本書の「お金チャレンジ実践編」は、２０１６年度大阪府障害者福祉事業団研究活動助成事業「発達障がい児に対する視覚支援ツールを使用した金銭管理モニター」（鹿野佐代子・橋本美恵の共同研究活動）に参加いただいたご家庭のエピソードをもとにしています。

※本書で紹介する取り組みは、小学生〜中学生を主な対象としています。

イラスト　左野 まこと
装丁　大岡 喜直（next door design）
本文デザイン・ＤＴＰ　シンクス

1 章

「思春期」そして「大人」へ

思春期は、子どもから大人へ旅立つための準備期間です。
幼児期のように、すぐそばで見守り、手取り足取り教えることは少しずつ減らし、
つかず離れずの関係を意識して接することが大事になってきます。

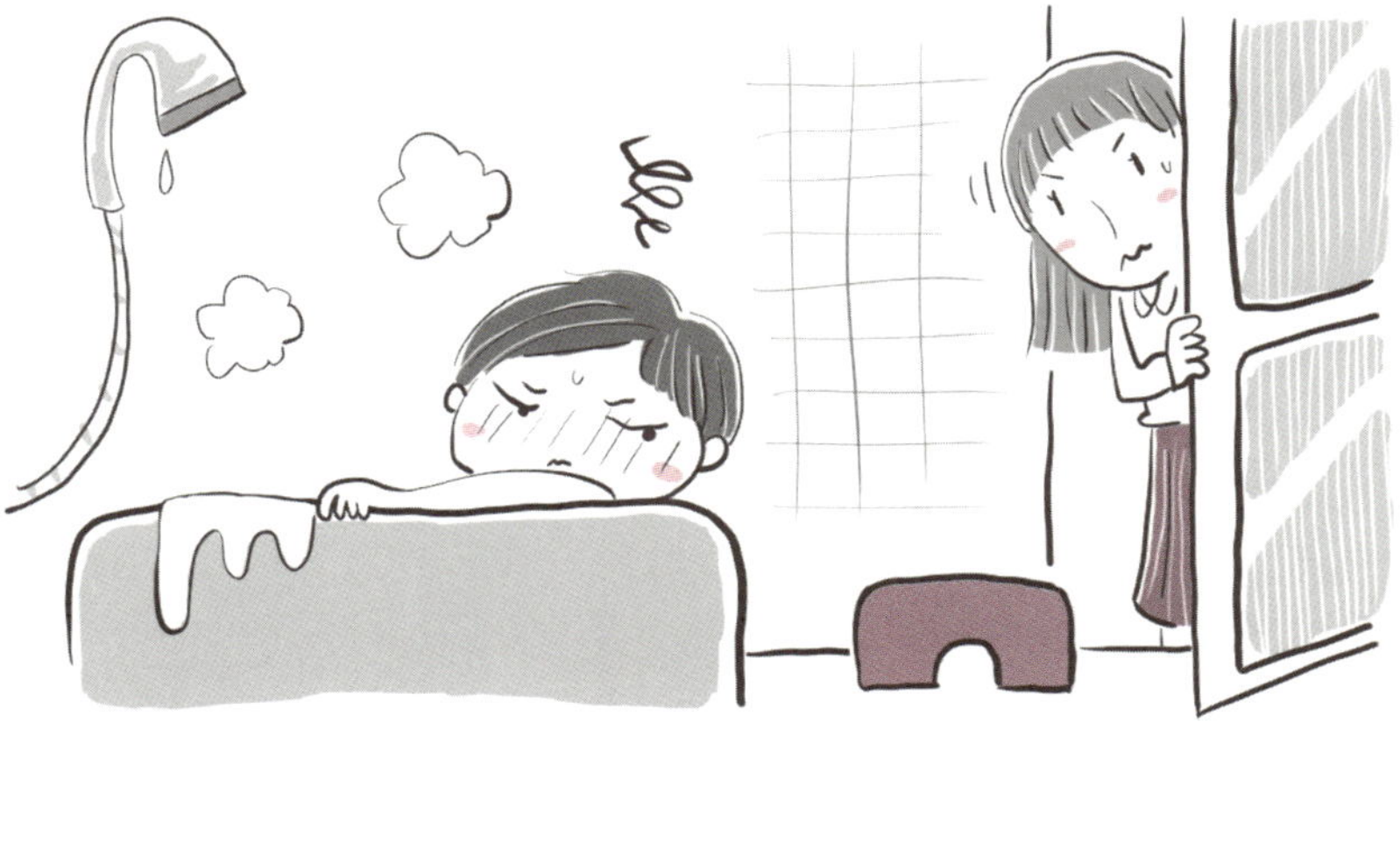

1 先の見えない不安 ――中高生の親子からの相談

心配のあまり親が先回りすることで、かえって子どもの成長を阻んでしまう場合もあります。支援現場の相談例を見てみましょう。

その子が将来、どのような成長をたどるのか、それは誰にもわかりません。可能性は未知数なのですから。自ら判断して、自分の人生の主役として生きてほしいというのが、多くの親の願いでしょう。そのためにも周囲の大人は、**子どもの成長に応じてチャレンジさせ、それを見守る**ことが大切です。

とはいえ、「先が見えない子育て」には不安がつきもの。発達に気になる要素があればあるほど、親の目には「障害」のフィルターがかかります。成長過程であるにもかかわらず、「この子は将来、○○になってしまうかも……」とどうしても最悪のシナリオを想像しがちです。しかし、そうして**親が不安を先取りした結果、子ども自身も困ることになる**ケースが少なくありません。そうした相談例を、いくつか紹介したいと思います。

相談❶
うちの子、将来就職できますか？

親：将来のことを意識して、小学校の高学年くらいから習い事や家事手伝いなど、色々とやらせていますが、あまり長続きしません。中学3年生になった今も、私が言わなければ自主的にやろうとしません。自分の好きなことはずっとしているのですが……。この調子で、将来就職して働いたり、自立できるのか心配です。

子：親から「あれもやりなさい」「これもやりなさい」と言われるけど、自分の好きなことじゃないからやりたくないんです。

習い事は本人の意欲次第。家事はぜひ継続を

まだ中学生なので、今後の可能性は未知数です。何でもチャレンジさせて経験を増やすことは大切ですが、習い事は本人にとって難易度が高すぎたり、興味が持てないものだったり、環境が不適切であると、継続しにくいものです。「継続」が目的ならば、まず本人に意欲や興味があるかどうかを確認する必要があります。

一方、**家事や家の手伝いは、「生活力」や「働く力」を伸ばす上で重要**なので、ぜひ継続してください。家事をすることは、人の役に立つ、人からあてにされる、感謝されることにつながるからです。

相談❷ 親が亡くなった後、一人では暮らせませんよね？

親：娘は中学生ですが、身の回りのことは何もできません。これでは将来、一人暮らしなどできませんよね。私たち親が亡くなった後のことを想像すると、心配でなりません。

子：えっ？ 洗濯とかご飯の用意って、自分でやるんですか？ うちは親がやってくれるので大丈夫です。

できないのは、させないから。自分で判断・実行する経験を

何もできないというよりも、「何もさせていない」ようにお見受けします。例えば、障害者手帳を取得されている人は、制度や支援を利用しながら、地域で暮らすことが可能です。ですが、より主体的に生きたいのなら、生活力を身につけて「指示に沿って実行する」「自分で判断する」経験を増やすことです。

「子どもにやらせたほうがいい

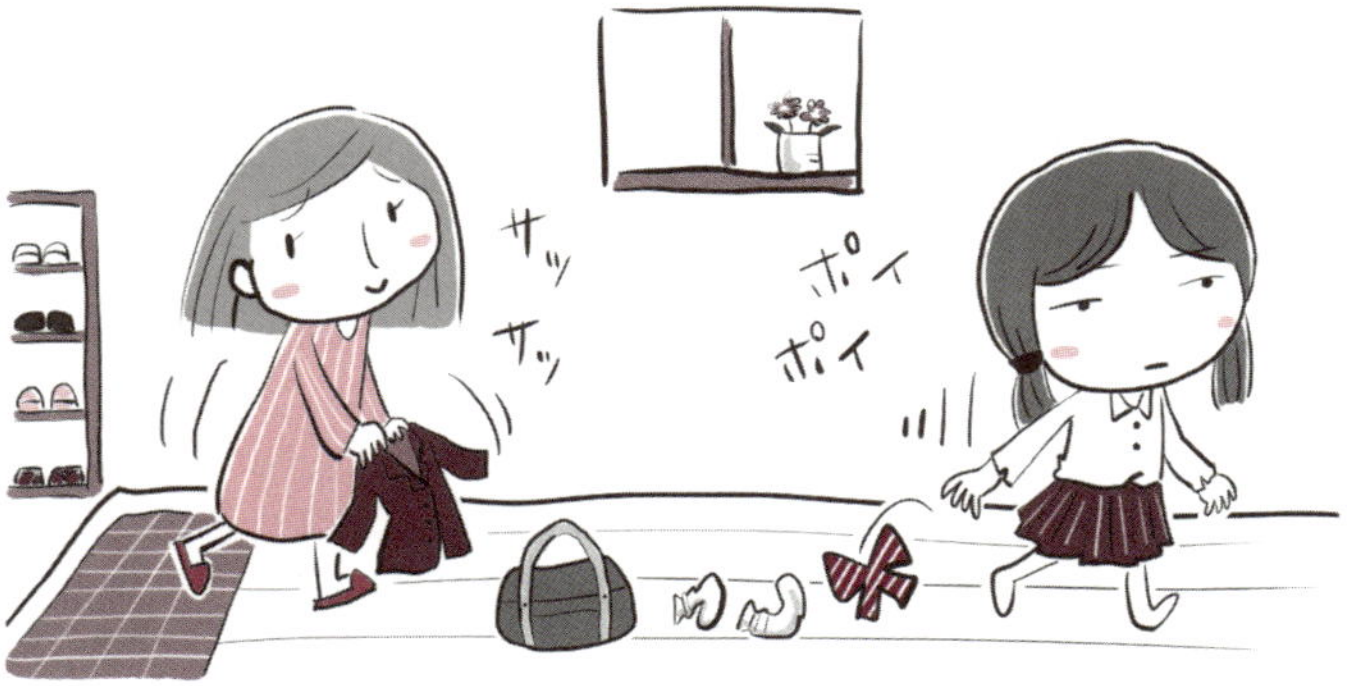

のはわかっていますが、ついつい私が……」という話もよく聞きます。しかし、それが結果として、子どもの経験や判断力の芽を摘むことになってしまいます。

相談❸ 性犯罪者になってしまうのでは…と心配

親：中学3年生の息子の部屋の掃除をしていたら、アダルト雑誌が出てきました。ショックでした。学生服姿の女の子の写真がたくさん載っていて、「将来、性犯罪者になったらどうしよう」と心配になりました。

子：親が勝手に僕の机の中を見るんです。それがすっごい嫌です！

むやみに詮索せずに、正しい知識を大人が伝えて

思春期は心も体も成長し、かなりデリケートな時期。異性に興味を持つのは当たり前のことです。むしろ、子どもの机を勝手に詮索するのは信頼関係を壊す可能性があります。せめて、「明日、あなたの部屋で掃除機をかけますよ」と予告するなど、**子どもに片付ける時間を与えて**おきましょう。

また、アダルト雑誌を持っていたからといって「性犯罪者になるかもしれない」などと過剰反応せず、成長を見守ってください。父親もしくは同性の大人に、自分たちの経験をもとに、アダルト雑誌の取り扱い方について話してもらいましょう。これは、性について子どもと話したり、疑問に答える機会でもあります。成長して、**大人の男性や女性になることを肯定的にとらえられる**ように導きましょう。

相談❹ 下着のままお風呂に入ります

親：高校生の息子は、なぜか下着をはいたまま入浴するのです。どうしたら、やめさせられますか？

子：僕がお風呂に入ると、毎回母が覗くんです。恥ずかしいので下着をはいています。母が覗くのをやめさせてください！

過干渉による悪循環を断ち切って

お母さんとしては、息子さんが幼かった頃の習慣で、入浴中

に様子を見ることもあったのでしょう。でも、彼としてはある時からそれが恥ずかしくなり、下着をはいて入浴するという行動につながりました。「今日も下着をはいて入浴しているのでは?」と心配な気持ちは理解できますが、異性の親が多感な時期の子どもの入浴を覗くのはおすすめできません。

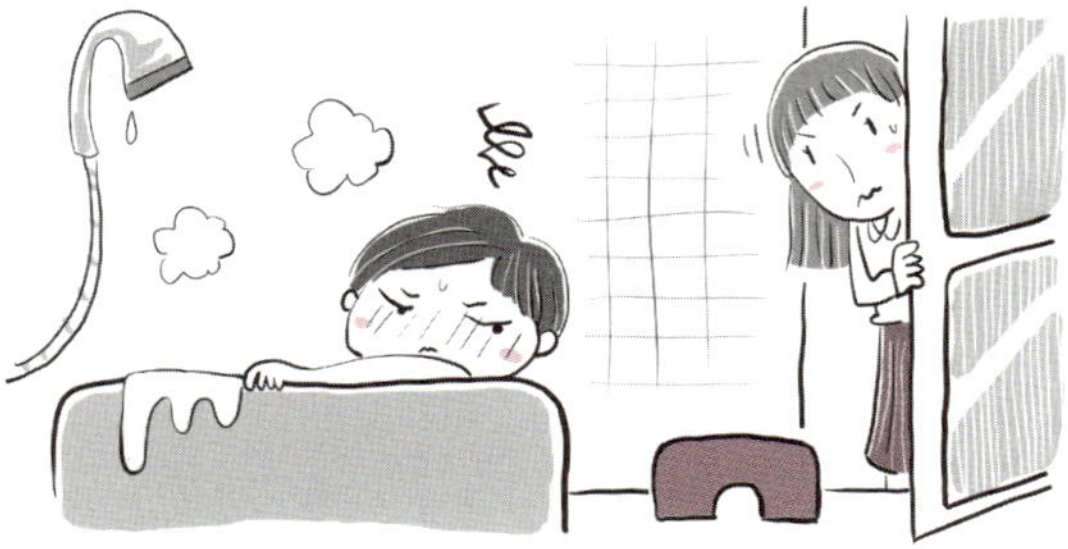

どうしても気になるのなら、父親か同性の大人にお願いして、銭湯に行くなどしてください。その時、彼が下着を脱いで入浴するようなら問題ありません(あくまでも、母親の視線が恥ずかしくてはいていただけということですから)。同時に銭湯や温泉での入浴マナーも教えてもらうといいですね。

そして、息子さんには、「今後、お母さんがお風呂を覗くことはありません」と伝えて安心させてください。

相談❺

生活に困らないだけのお金を用意してあげたい

親:子どもは中学生ですが、頼りなく感じます。一生困らないようにするために、お金を用意しておきたいと思います。私たち親は、いくら貯めておけばよいですか?

「いくら残すか」より「働く人」を目標に

将来の生活に必要なお金は、子どもがどのように成長するか、どのようなスタイルで暮らすのかによって変わります。なので、明確な金額をアドバイスすることはできません。

成人するまでは親の扶養なので、まずは自分たち家族の暮らしに目を向けましょう。教育費や習い事などでお金がかかる時に、「将来のため」と思って経済的に制限をかけすぎると、子どもの経験をも制限することになりかねません。また、子どもが「働く人」になれるように、力を注いでほしいと思います。

2 中高生になった子どもへの関わり方

思春期の子どもとは、つかず離れずの関係でいることが大切。本人に任せ、見守る姿勢を心掛けましょう。

自我に目覚めた子どもとどう向き合うか？

思春期に入ると、子ども自身の考えを持つようになり、小さい頃のように親の言うことを聞いてくれない場面も増えてきます。ですが、それは子どもの成長であり、素晴らしいことです。彼らが自我に目覚めてきた証なのですから。

例えば、親がよかれと思って、子どもに「ダンスを習ってみたら？」と提案したら、本人からは「嫌だ。そんなのやりたくない！」と拒絶されたり、「勉強しなさい」と声をかけたら、「今やろうと思っていたのに！」などと反発されたり。

そんな時、子どもには「やらない（できない、やりたくない）理由」が必ずあります。親としては説得したいところですが、まずは冷静になり、子どもの様子を観察しましょう。**見守る姿勢で、本人に任せる**ことが、自立への第一歩です。

反抗期特有の言動はやり過ごす

思ったような成果や効果が得られないと、周囲に当たり散らす。舌の根も乾かぬうちに、違うことを言いだす。注目を得るための言動が激しくなり、嘘をついたり、声を荒らげたりする。子どもたちのそんな言動に、頭を抱えている親も多いのではないでしょうか。

素直だった子どもが言うことを聞かなくなり、言動が荒くなって反抗したり、相手によって態度を変えたりするのは、自分の意思を持ち始めたことによるものです。かと思えば、肝心なところで「お母さん、やって！」と、できるはずのことをわざと頼ってくる時もあります。

将来的に問題になりそうなことや、完全に誤った言動は、大人が修正して、適切な方向へ導く必要があります。とはいえ、**思春期特有の子どもの言動に振り回されない**ように、距離を置くことも重要です。子どもの言動にすぐに反応して駆けつけるのではなく、別のことをしながら観察するだけにとどめたり、するべきことを黙って示すなど、冷静にやり過ごします。

手を出したい衝動をこらえ、本人を信頼・尊重する

幼い頃は手を引いて親が連れて行った場も、中高生ともなると自分の足で歩んでいく時期です。交通機関を利用するにしても、買い物をするにしても、親が付き添って、手取り足取りやってあげたほうが確実で早いのですが、なるべく本人に任せることを増やしましょう。

「私がいないと……」や「子どもにやらせるのはかわいそう」などと親が躊躇すると、お互いに離れがたくなり、**成人してからも親子同伴での行動が定着**してしまいます。

経験の積み重ねが成長を助けます。手を差し伸べたい気持ちをぐっと我慢して、「自分で行動する場面」を意図して作ります。それは、**親が子どもを信頼すること**でもあります。

ひとこと

幼少期は、頑張ればできるようになることも多く、子ども自身も手ごたえを感じ、前に進んでいる実感を得られました。しかし、年齢が上がるにつれて、努力に見合った結果を得られない場面も増えます。時には、後退しているように見えるかもしれません。思うようにいかないことに戸惑ったり、気持ちが荒れたりしても、それも含めて子どもの成長過程です。「親」という字は、「木の上に立って見る」と書きます。子どもから少し離れた広い視野で、その姿を見つめていきましょう。大人が手を出したり、声掛けしたほうが、より早くうまくできることも多いでしょうが、そこはじっと我慢して見守りましょう。

3 大人になるための「4つの自立」

人生を自分のものとして生きるためにも、「精神」「生活」「性」「経済」の4つの自立を目指します。

どんな大人になってほしい?

支援の現場では、「将来、ちゃんと自立させたい」という言葉をよく聞きます。では、親が思い描く「ちゃんとした自立」とは、どのようなものでしょうか。何を「ちゃんと」してほしいのかを具体的に質問すると、ほとんどの方は「生活の自立」や「暮らしの形態」とおっしゃいます。

「生活の自立」は、「朝、親が声掛けをしなくても起きて行動し、学校（いずれは会社）に行ってくれる」「自分で洗濯や掃除、食事の準備ができる」などを指しているようです。

「暮らしの形態」については、「親元を離れて、一人暮らしすることが自立」という意見もあれば、「ルームシェア、利用できるならグループホーム」「ご縁があれば結婚」……と、考え方は様々。家族と同居したままでも、自分の身の回りのことができていればそれでよいと考える親もいます。

もちろん、掃除、洗濯、料理など、自分で身辺のことができるのが望ましいです。ただ、今の時代はスマートフォンのアプリで、スケジュールや家計を管理できます。眠りから目覚めやすいタイミングで起こしてくれる睡眠管理のアプリもあります。生活家電も便利に進化しています。それらを自分で選んで活用し、生活することも可能です。

また、障害者手帳があれば家事援助の支援が受けられますし、手帳がない場合も、費用はかかりますが民間の家事サービスを使って補うことができます。

「4つの自立」を意識しよう

自分の人生の主役は、自分でありたいものです。子どもたちが大人になって社会にはばたく時も、夢や目標を持ってほしいと願います。その実現には、**自己判断、自己決定、意思決定する力が必要**で、それを身につけることが「自立」と考えています。

特に、次の4つの自立が大切です。

①精神面の自立

家族や周囲の人に援助を求めながらも、自分の役割を担い、自分の軸を持って行動できることです。自分で判断し、決定する力が、本人の軸を太くします。

②生活面の自立

生活習慣や家事など、生活年齢（実際の年齢）に応じた経験をすることで、子どもの心は育ちます。すべてを自分の手でできなくても、サービスや技術を使いながら快適で安全な生活を維持できることも「自立」といえます。特に家事は、社会で生きていく時に基盤となる、人との関係を育て、職業技術を高めます。

③性的な自立

体も心も成熟した大人の男性・女性になることです。それぞれの体の仕組みを知り、いたわりや、愛することを理解します。

④経済的な自立

一般就労でも福祉就労でも、「仕事をして稼ぐ」という意識を持つことです。また、収入と支出のバランスを理解し、計画的にお金を貯めたり、使えるようにします。そして、そのお金を使って余暇を楽しむことができるようにします。

4つの自立は、それぞれ完璧にできなくてもかまいません。自立した大人になるということは、社会に迷惑をかけず、人を傷つけず、不安なく、楽しく豊かに自分の人生を生きること、ととらえてください。

ひとこと

「自己判断」は自分の考えで行動すること、「自己決定」は自分の在り方を決めること、「意思決定」は目標を達成するために最適なものを複数の中から選ぶことを意味します。

4 人とのやりとりで困っている大人たち

対人関係に関する大人の相談例を踏まえて、「人とつながること」を意識したコミュニケーションのために、学齢期（小中学生）からやっておきたい工夫や配慮を紹介します。

障害のある人の暮らしをサポートしている筆者は、大人になってから発達障害の診断を受けた人や、診断はないものの対人関係が苦手な人からの相談を受ける機会が多々あります。相談者の方は、みなさん「人とのやりとりは大事」と考えていて、「できれば自分の意思や気持ちを相手に伝えたい」という思いを強くお持ちです。

日常生活を営む上で、人とのやりとりは欠かせません。また、2章で紹介するチャレンジに取り組む上でも、やりとりの力は大きな要素になります。そこで、大人の相談者（高校生も含む）のエピソードから、対人関係の困りごとを軽減するためのヒントを探ってみたいと思います。

事例❶

ボキャブラリが少なく、会話のキャッチボールが苦手（良夫さん・32歳）

「あ〜、話せないことはないのですが、言葉が出てこないというか……うまく話せないというか……。ええ、それで結婚相談所に登録しているのですが、女性との会話が特にうまくいかないんです……。はい……」

良夫さんが会話を苦手としていることは、相談を始めてすぐに伝わってきました。何とか会話を盛り上げようと、趣味について質問してみました。

「えっ、旅行についてですか？よく行きますね……。はい……」「写真は……景色ばっかりです……」

なかなか会話が深まりません。また、筆者の話もあまり聞いていないのか、興味を持てないのか、良夫さんから質問されることは一度もありませんでした。

仕事の場ではスムーズに話せますが、「雑談」が苦手だと言います。雑談になると言葉が浮かんでこなくなり、質問されると、むしろ「伝えたいことがたくさんありすぎて、何から話そうかと考えているうちに、次の話題に移ってしまい、会話のペースに追いつけない」そうです。「話したいことがたくさんありすぎて」とは驚きでした。

事例❷ 会話が一方的で、ずっと話し続ける（貴志さん・28歳）

「自分の得意分野のことを話しだすと夢中になってしまい相手がどう思っているかあまり考えていませんでした。特性のある僕たちの傾向なんでしょうね。意向を無視して話し続けるのはその間相手を拘束することになるから迷惑だったんですね。ですが発達障害の本など読むとそれは僕たちにはどうすることもできないみたい……ですし……だから……」

相談中、貴志さんの話には「間」がなく、こちらが質問を挟むのも難しい状況でした。彼の話は延々と続き、しまいには本人も何の話をしていたのかわからなくなっていました。

事例❸ 思ったことをすぐに口に出してしまう（美里さん・20歳）

「〇〇さん、髪切ったんですね。前のほうがよかったです。っていうか、似合ってないです」

「さっき、△△さんが、あなたのミスのことを話題にしていた

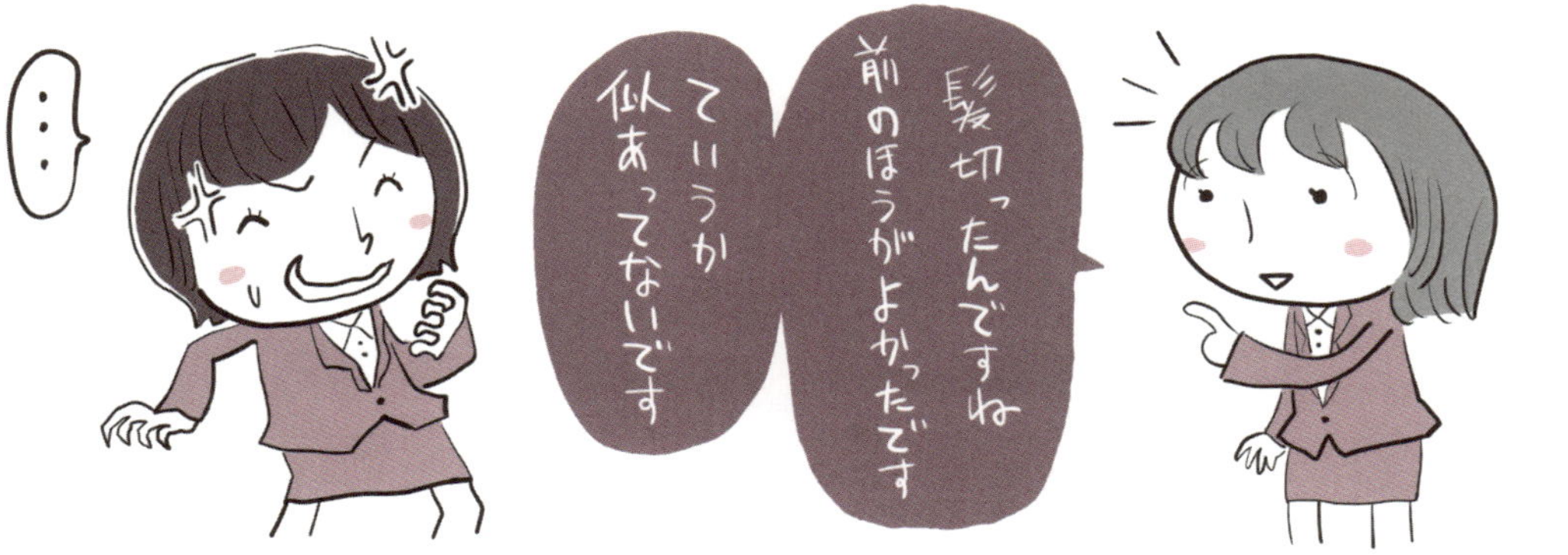

よ。大変なことをしてしまったんですね」

美里さんは思ったことをすぐに口に出してしまいます。決して、悪気はありません。自分の発言で相手を不快にさせてしまうことがよくあり、本人も自覚していますが、「しまった！」と思った時にはすでに遅い……。

「学生時代は、それが原因で無視されて辛かったです。社会人になった今は、周りも大人なのでそこまでされませんが。まあ、私は明るい性格なので、立ち直るのも早いんですけどね」

女子のグループは今でも苦手で、恐怖心と戦いながら会話しているとのことでしたが、相談の途中で、知り合いを見つけた彼女は、「あっ、あっちのほうが楽しそう！　すみません、行きます！　さよなら～」と足早に去ってしまいました。

事例❹

友達をお金で買った？（圭介さん・17歳）

圭介さんは、親から「友達を作りなさい」と言われ続けてきたけれど、どうすればいいのかずっとわからなかった、と語りだしました。

ある時、同級生にジュースを買ってあげたら、「やっぱ、友達だな～」と言われ、圭介さんは「これが友達なのか」と思ってしまったそうです。

「その次はお菓子、次はゲーム……とあげているうちに、家に遊びに来てくれるようになったので、お礼にお金を渡して友達になってもらいました。でも、これが学校で問題になって、親にも『お金で友達を買うなんて！』と怒られました」

その後、友達はいなくなって

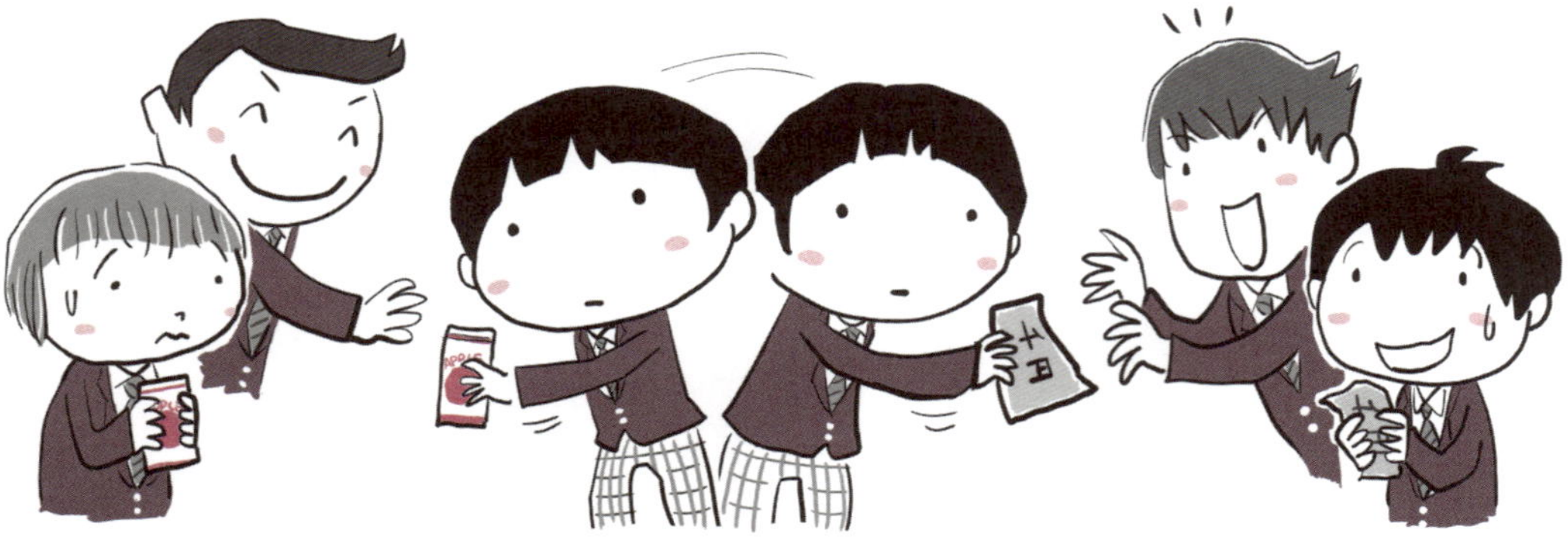

しまいました。

「あっ、僕、友達いなくても全然平気なんですけどね」

そう言いながらも、彼はみんなが集まるこのサークルを一度も欠席したことはありません。

やっておきたかったこと

事例1〜4に登場した方は、いずれも「人と交流を持ちたい」という気持ちはありつつも、語彙力や会話のマナー、人とつながることを意識したコミュニケーション力が伴っていませんでした。これらは一朝一夕に身につくものではなく、子どもの頃から家庭や学校、その他様々なコミュニティで、人と関わることで獲得していきます。

彼らが、幼少期や学齢期に取り組んでおきたかったポイントを紹介します。

①最初のうちは、大人が交流の仕方を教える

友達関係は、子ども同士の遊びや活動を通じて、特定の子と「もっと話したい」「また遊びたい」「一緒に行動したい」と思う気持ちから生まれます。

幼少期なら、親同士の付き合いから子ども同士をつなぎます。気が合うようなら継続的に交流し、親の介在を徐々に減らしていきます。頻繁に会えない時は手紙を書くなど、相手を思う行動を形にすることも教えるとよいでしょう。

中学生になると、学校の中でグループが形成されることが多いものです。メンバーの共通性が重視され、自分たちにしかわからない共通語を使って周囲との線引きをするなど、外からは一見わかりにくい関係ができてきます。高校生になると、徐々に友人同士で互いの異質性を認め合えるようになっていきます。

その一方で、気の合う相手と出会えなかったり、みんなと同じような人付き合いができない子どももいます。だからといって、「友達とは仲良く」「友達が多いのはいいこと」などと、同年代の友達作りを無理にすすめる必要はありません。「友達ができないとダメだ」と強迫観念にとらわれたり、友達の意向に合わせすぎて本人が疲れ切ってしまうこともあります。

友達作りがうまくいかない時は、「本人が没頭できること」に力点を置いたり、学業や家事に力を入れる期間として過ごしつつ、次の仲間との出会いの準備をしていきましょう。

②書いて、読んで、聞いて語彙を増やす

語彙が少ないと、知っている言葉だけで会話をつなぐしかないため、どうしても話題が深まりにくくなります。また、曖昧な返事ばかり繰り返していると、相手は「興味がないのかな?」と距離を置くようになります。

聞かれてもとっさに答えられないので、伝えたいことを文章に書くなどしてみましょう。

そして、書いた文章を声に出して読みます。自分の声を耳で聞くことで、話のテンポやイントネーションなどに意識が向き、調整できるようになります。

③マナーや礼儀を身につける

相手に不快な思いをさせない、自分自身も恥ずかしい思いをしない。そのためにも、マナーや礼儀を身につけることが不可欠です。幼少期より、挨拶やお礼の伝え方、立ち居ふるまいなどの所作を身につけておきましょう。

④親が子どもの会話を奪わない

親の関わり方が原因で、子どもが話下手になっていると思われるケースもあります。例えば、療育や支援の現場で、「この子は話すことが苦手だから」と、中高生の相談に親が付き添うことがあります。実際に会話をしていると、子どもが自分から話そうとすることも少なくありません。しかし、その前に「あなたはこう考えているのよね」と親が代弁してしまうのです。

もちろん、うまく話せない子どもの気持ちを、親が橋渡しすることは有効です。ただし、いつも親が先回りして代弁していると、子どもはいつまでも自分の言葉で表現することができません。それどころか、「自分で考えなくてもよい」という誤った積み重ねをしてしまいます。

また、代弁や橋渡しが、いつの間にか子ども自身ではなく親の意見になっていることもあります。子どもが主体的に表現できるように、会話力を身につけてほしいと思います。

考えに考えて、自分なりの答えを出す子どももいます。時間がかかっても、自分の意見を自分の言葉で伝えることが重要です。親は「あなたの意見がまとまったら教えてね」と待ってみましょう。

今からできること

事例1の良夫さんには、自分

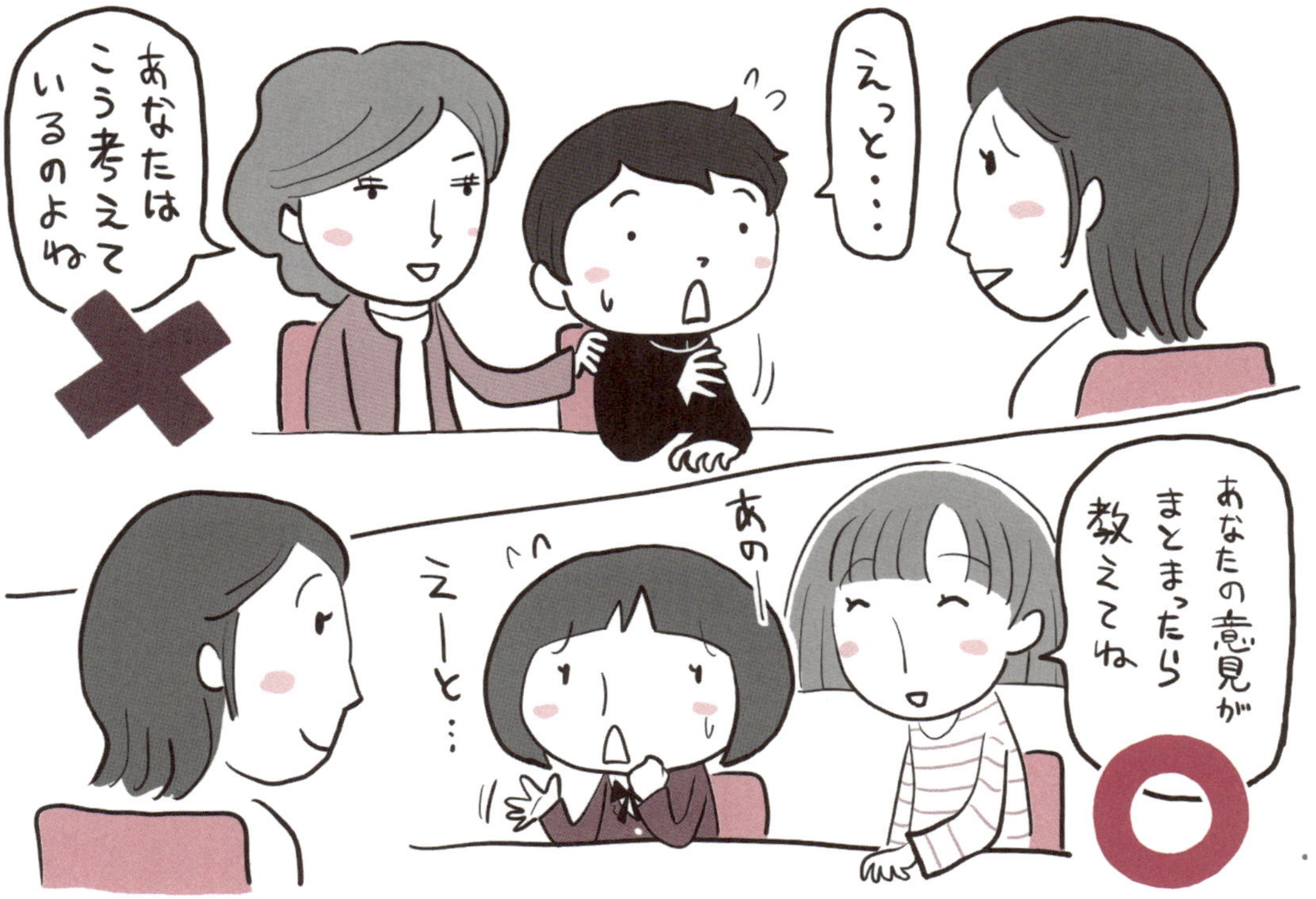
えっと・・・
あなたはこう考えているのよね
あなたの意見がまとまったら教えてね
あのー
えーと…

の伝えたいことを文章化して、スピーチをする練習をしてもらいました。そして、相手から何か質問されたら、答えるだけでなく、「あなたはどうですか?」と**相手にも聞き返す**ようにアドバイスしました。

相談を終えて家に帰ると、彼は、「自分は何を伝えたかったのか」を一つずつひも解いて書き出し、それを声に出して読む練習をしたそうです。その場ですぐに話そうとすると、限られた語彙しか出てきませんが、時間をかけて書き出せば、もっと豊富な言葉で表現できます（知識として知らないわけではないのです）。

その後、良夫さんから「練習で会話の語彙が広がり、伝えたいと思ったことをだいぶ話せるようになりました」とのメールをいただきました。

また、会話中に自分が聞かれた質問を相手にも聞き返すことを、意識的に行ってみたそうです。会話が続きやすくなり、楽しかったそうで、「次回は女性と話したいです」と書き添えてありました。

事例2の貴志さんにも、話したいことを文章で書いてもらいました。用紙に文字がぎっしりと詰まっていて、彼の切れ目なく話し続ける特性との共通点を感じました。

会話をする際には、**「。」(句点)のところでいったん間を置く練習**をしてもらいました。時々、話に夢中になって間を忘れることがありますが、「あっ！『。』でしたね」と自分で気づいて直しています。その後は、会話のリズムがだいぶスムーズになりました。

事例3の美里さんには、ビジネスマナー研修を紹介しました。本人が悪気なくやっている言動で、相手に悪い印象を与えないようにするためです。そもそも、「なぜ相手が不快に思うのか」「どうすれば失礼なことを口に出さずにすむか」がわかっていなかった美里さんは、研修に参加して目から鱗が落ちることがたくさんあったそうです。

まずは「すぐに返事をせずに、一呼吸置いてから言葉を発する」など大人のふるまい方を練習されています。

また、「自分はズバズバ言ってしまう性格だけど、悪気はないので、嫌な表現があったら指摘してほしい」と、先に相手に伝えるようにしたそうです。

そう心掛けてからは、トラブルも起きていないとか。

事例4の圭介さんは、現在28歳。友達をお金で買っていた時のことを、懐かしそうに話してくれました。「友達作り」のプレッシャーから解き放たれたようです。

「今は、気の合う友達はネットの中にもいるし、このサークルに来ればみんないるから、それでいい」と話しています。

2章

自分で考えて行動するためのチャレンジ

社会へ出てから必要になる「問題解決力」をつけるためには、
「失敗した時にどう対処するか？」という経験を積み重ねることです。
失敗は大人になるための練習。周囲の大人は「安全基地」として、
子どもたちの自立に向けた挑戦を見守り、応援していきましょう。

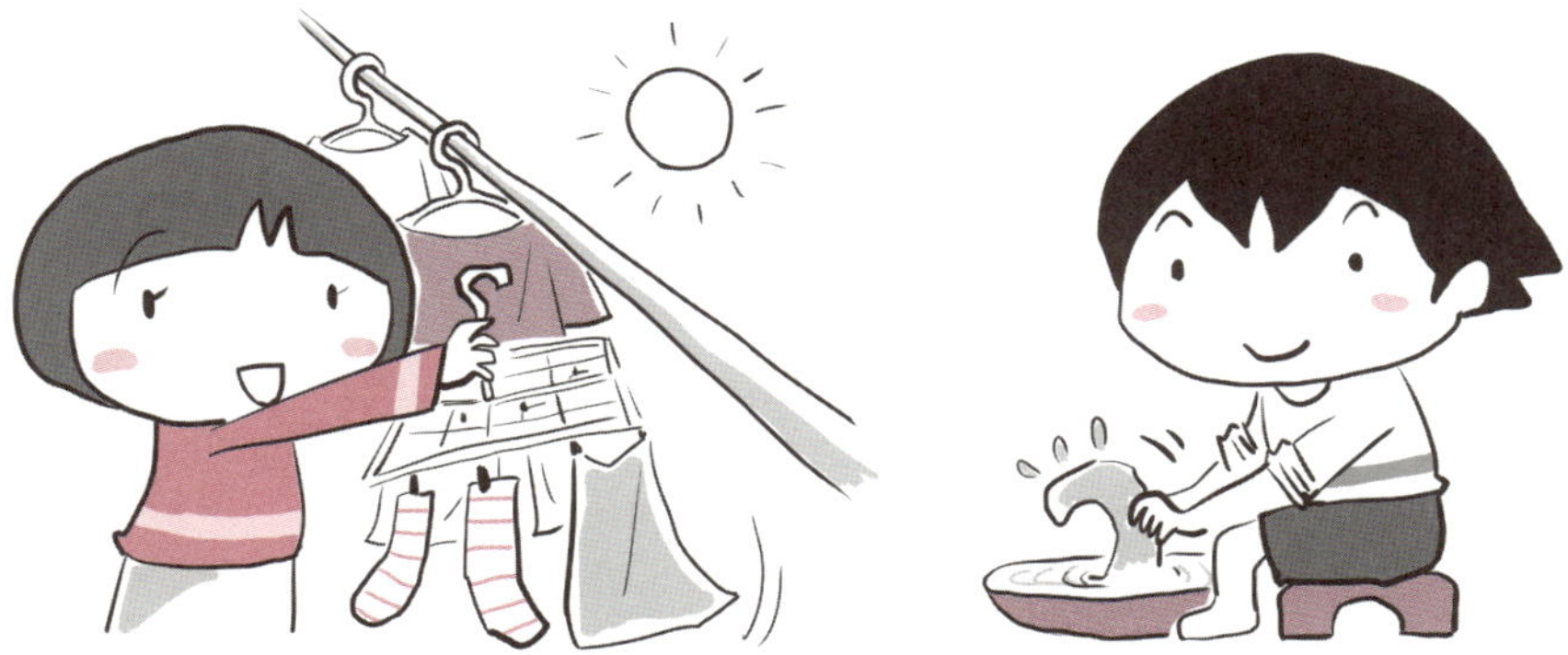

1 チャレンジの共通ルール

子どもがチャレンジを繰り返せるように、大人が意図的に働きかけて見守ります。子どもの年齢を意識した関わりをしましょう。

筆者は、療育とは「大人への道を歩む過程」であり、「方針を持った工夫と配慮のある子育て」であると考えています。前著『誤学習・未学習を防ぐ！　発達の気になる子の「できた！」が増えるトレーニング』（翔泳社）では、初めて療育に取り組む際の共通ルールとして、「援助の6段階」を紹介しました。本書は、その次のステップとして「大人になるための準備」をテーマに様々なチャレンジや事例をまとめます。そのため、今回の共通ルールは「援助の6段階」を基盤としつつ、子ども自身が自主的に取り組むことを意識したものとなっています。

なるべく本人にやらせて、正確でない時はきちんと正す

本書のチャレンジに取り組む際も、例えば1回目と2回目は大人が手を添えたり、丁寧に説明しながら行い、3回目、4回目は部分的に本人に担わせ、5回目はすべて本人にやらせるなど、段階的に本人に任せながら進めるとよいでしょう。ただし、子どものやり方が正確でなかったら、「やり直し」をさせます。

学齢期は徐々にプライドも生まれ、自分でやろうとする意欲が出てくる時期です。ただ、「自分でやる」といっても、技術が伴わなかったり、経験が不足している場合は、大人が手を添えて教えることも必要です。車の運転なら仮免許を目指しているような段階ですから、人から教わり、練習して習得していくことがたくさんあります。

また、本人に任せすぎると、大人になってから「他の人のや

り方」を受け入れられなくなることもあります。

ステップ❶
チャレンジのきっかけ作り

「行動を起こす」場面を意図的に作る

「まだできないから」「力がないから無理だろう」などと子ども自身に経験させないままでいると、いつまでたっても大人が代行し続けることになります。

手を差し伸べたい気持ちをぐっと我慢して、全部は難しくても**役割の一部を担わせたり、最後の仕上げを任せてみる**など、「自分で行動する」場面を意図して作りましょう。

「自分の意思で決定」させる。「保留」してもOK

「意思決定」を辞書で引くと、「ある目標を達成するために、複数の選択可能な代替的手段の中から最適なものを選ぶこと」と解説されています。

意思決定のチャレンジは、最初は「する／しない」「いる／いらない」など二者択一から始めます。そして、異なるカテゴリーから選ぶ、多くの中から一つを選ぶなど、次第に選択の範囲を広げていきます。

また、子どもが自分で選択したものは、たとえ間違っていても、できるだけ撤回しないようにします。

どんなに迷っても、悩んでも、子どもが自分で考えて決定することが重要です。考えてもなかなか答えが出ない時は、**大人が代わりに決めてしまうのではなく、「保留」することを提案**してください（例えば、「今、考え中です」と断って考える時間を得ることを教えます）。一人でじっくり考えて結論を出す子どももいます。

決めたことを報告に来てくれたら、その子がどのように考えてその答えを導き出したのか、プロセスを確認します。そして、その通りに実行しても問題がないか大人が判断した上で行動を促します。

ステップ❷
環境を整えて見守り

ダメ出しばかりしない

幼少期と違い、学齢期以降は自分でやってみることが重要です。見本を見せて、実際に経験させ、わかりやすく環境を工夫した上で、まずは**口出しせずに本人がやることを見守り**ましょう。うまくいかなくても、「惜しい！　残念だったね。次は〇〇〇してみよう」と「次のチャレンジ」があることを伝えてください。

逆に、「ダメ」「無理」「違う」「それじゃ、また失敗するよ」といった否定的な声掛けをすると、自己肯定感が得られず、大人の顔色をうかがって動くようになってしまいます。

親は、**失敗しても安心して再チャレンジできる安全基地**になりましょう。

再チャレンジこそが「成長のプロセス」

子どもが失敗した時、そこで取り組みをやめれば、本当に「失敗」で終わってしまいます。ですが、失敗を踏まえて「次はどうすればいいのか？」と別の方法を模索させれば、それは成長へのプロセスに変わります。何より、子どもが**「失敗しても、もう1回やる経験」を得られることが重要**です。それが子どもの問題解決の力をつけることになります。

子どもが失敗せずにすむように、親がフォローしながら育てることは、「失敗できない生き方」を教えていることと同じです。社会に出れば、「うまくいかないこと」は頻繁に起こります。子ども時代の失敗の経験は、大人になってから直面する課題に対処するための準備なのです。

ステップ❸　一人でチャレンジ

支援を減らして行動させる

子どもが、いずれ一人で行動するための取り組みです。ステップ①よりも、意図的に支援を減らします。ただし、急激に減らすのではなく、段階的に支援を少なくしていきます。

支援を減らせば、子どもが失敗することも増えます。思うようにいかずにつまずいても、まだ問題点に気づかず、「どうすればいいのか？」がわからない場合もあるでしょう。そのような時は、**本人が自信を持ってできる段階まで戻り、つまずきの原因を観察**しましょう。

目標達成のプロセスには色々あります。子どもたちのチャレンジもそうです。一つのやり方でうまくいかなくても、別のやり方で再挑戦したら成功するかもしれません。こうした経験は、子どもたちが今後、人生の壁に直面し、一つの道が閉ざされたように見えても、別の道へ進むことができると知るきっかけになります。

「今のピンチは、将来のチャンス」と思って、たくさんの方法を模索してみましょう。

ステップ❹ 完全な見守り

自分を律することを身につけさせる

ステップ④では、**本人の力を見極めた上で指示し、任せる**ようにします。

ただ放っておくということではなく、「手も口も出さずに観察する」ということです。「このようにしなさい」「順番が違う！」など頻繁に声掛けをしていると、**「指示」がなければ行動できない**子どもになってしまいます。

黙って見守ることは、大人と子どもの信頼関係を築くことにもつながります。本人に任せて、やらせてみましょう。子どもが親から自立するための準備です。

もし**指示通りにしない時は、「やり直し」**をさせてください。最後までやり遂げることも重要です。

例えば、「夕食の準備をしておいて」と指示したとします。ゲームや遊びを優先して、その通りにできていなかったら、注意するだけでなく、**本人に「責任」を取らせます**（P50参照）。誰かが傍らにいなくても自分を律することができなければ、いつまでたっても安心して離れることができません。親から自立させるためにも、これは譲りたくないポイントです。

また、子どもは一進一退を繰り返しながら、少しずつ成長していきます。ステップ④からステップ③へ戻ることになっても、心配ありません。③と④を繰り返しながら、親子で実感を重ね、自信を付けていきましょう。

ステップ❺ 大人として接する

いつまでも子ども扱いしない

体の成長に伴って、人前でのふるまい方も考慮する時期に入ります。いつまでも子ども扱いしないで、生活年齢を踏まえて接し方を考えましょう。

「お兄さん」「お姉さん」「高学年」「中学生」など、その時期に応じて、子どもが誇りを持てるようなキーワードを使うことも大切です。例えば、褒める時にはわざと本人に聞こえるように、「○○が△△△してくれたね。さすがお兄さん！」と間接的に認めるのもよい方法です。

大人のふるまいは、急に身につくものではありません。子どもの様子や周りの状況に合わせて、行きつ戻りつしながら進んでいきましょう。

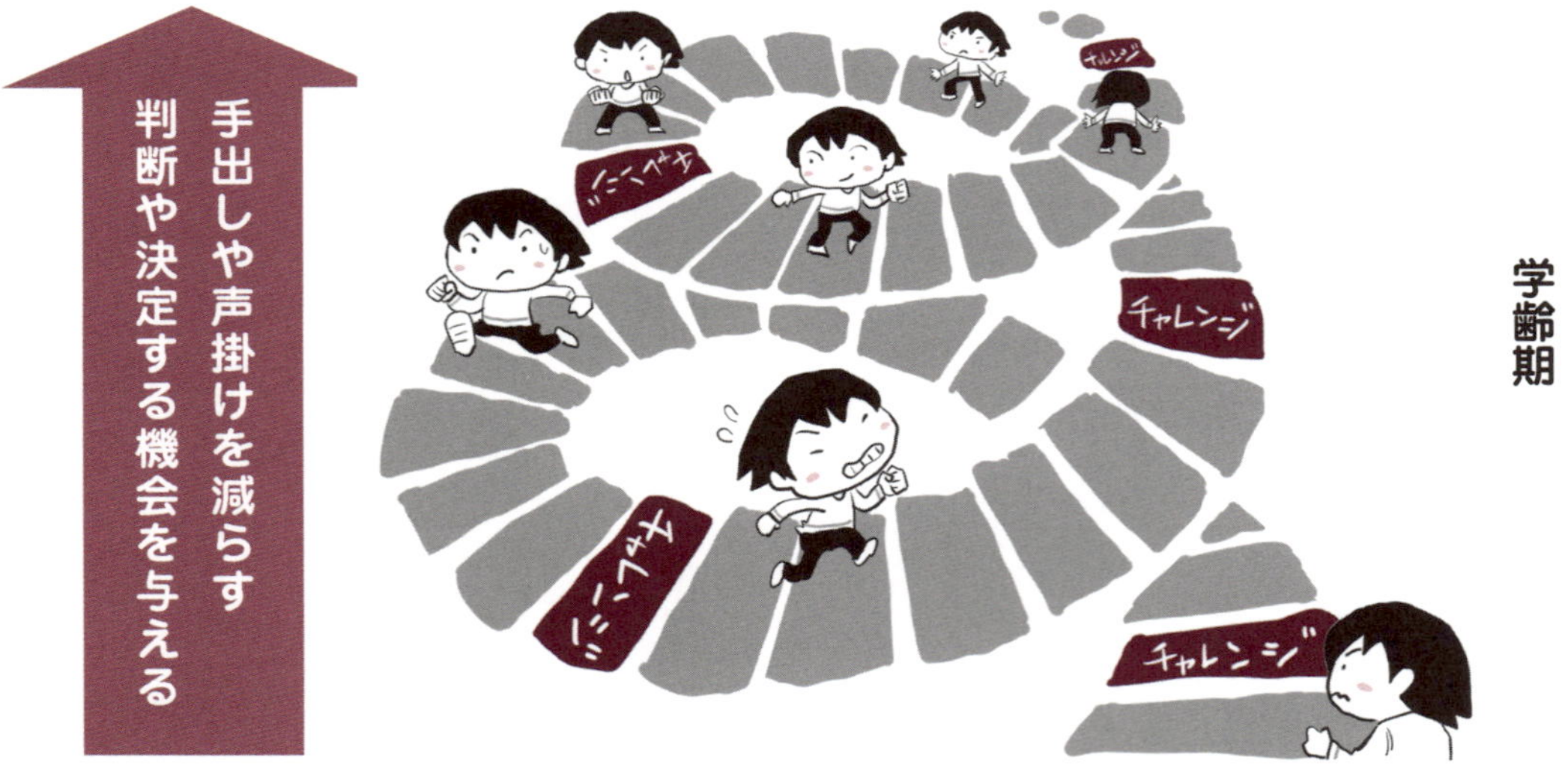

基礎となる「援助の6段階」

見守り…子どもが行動を起こそうとする時やチャレンジを安心してできるように見守る
声掛け…言葉で指示をする
指さし…注目点がわかりやすいように指し示す
やって見せる…子どもの体の向きと同じ向きで実演する
手を添えて…大人が子どもに手を添えながら導く方向は、後ろから⇒横から⇒前からを段階的に
体を助けて…大人が子どもの体全体を後ろから包み込むようにして関わる

2 身だしなみを整えよう

生活力

清潔感のある身だしなみを保つことは、周囲の人に好感を与えるとともに、自らの心を整えることにもつながります。

〈洗顔、歯磨き〉

ねらい

朝は洗顔と歯磨きをします。洗顔により、口の周りや就寝中に分泌された余分な皮脂、目やになどを取ってさっぱりするとともに、水の刺激で目を覚まします。同時に、歯も磨きましょう。虫歯や口臭を防ぐためにも、歯磨きの習慣を身につけます。

用意するもの

- タオル
- 本人が使いやすいデンタルケアの道具（歯ブラシ、歯磨き粉、歯間ブラシなど）

やり方／工夫と配慮

- 歯磨きは鏡を見ながら行う。
- 歯ブラシは鉛筆のように持ち、力を入れすぎないようにする。
- 磨く順番を示し、1箇所を磨くたびに数唱（またはタイマーで時間を計る）など、「どこを、どれだけ磨くか」をわかりやすくする。
- うまく磨けない場合は、歯科医師や歯科衛生士に磨き方を教わり、家庭で実践する。
- 歯ブラシが届きにくい箇所は歯間ブラシを使うなど、道具を変えてケア。
- 毎日歯磨きをしても歯垢がたまっている場合は歯科受診（歯科医院に苦手意識を持たないように、できるだけ低年齢のうちに受診を経験して慣れさせておく）。
- 外出時など、食後に歯磨きができない時は、うがいで代用したり、お茶を飲むなどして清潔にすることを意識させる（ある程度の汚れを流し、口腔内の湿度を保って細菌の増殖を防ぐ効果もある）。

ひとこと

歯ブラシをうまく動かせない場合は、電動歯ブラシを使ってみるのも一つの方法です。電動歯ブラシにすることで、子どもの意欲が高まることもあります。ただし、電動歯ブラシは歯に当てるだけで、ゴシゴシと動かしてはいけません。まず、大人が使い方を理解して子どもに教え、本人が正しく使えそうならおすすめの道具です。

また、歯磨きの他に、キシリトールのガムやタブレットを1日1粒程度食べるのも歯の健康に効果的といわれています。

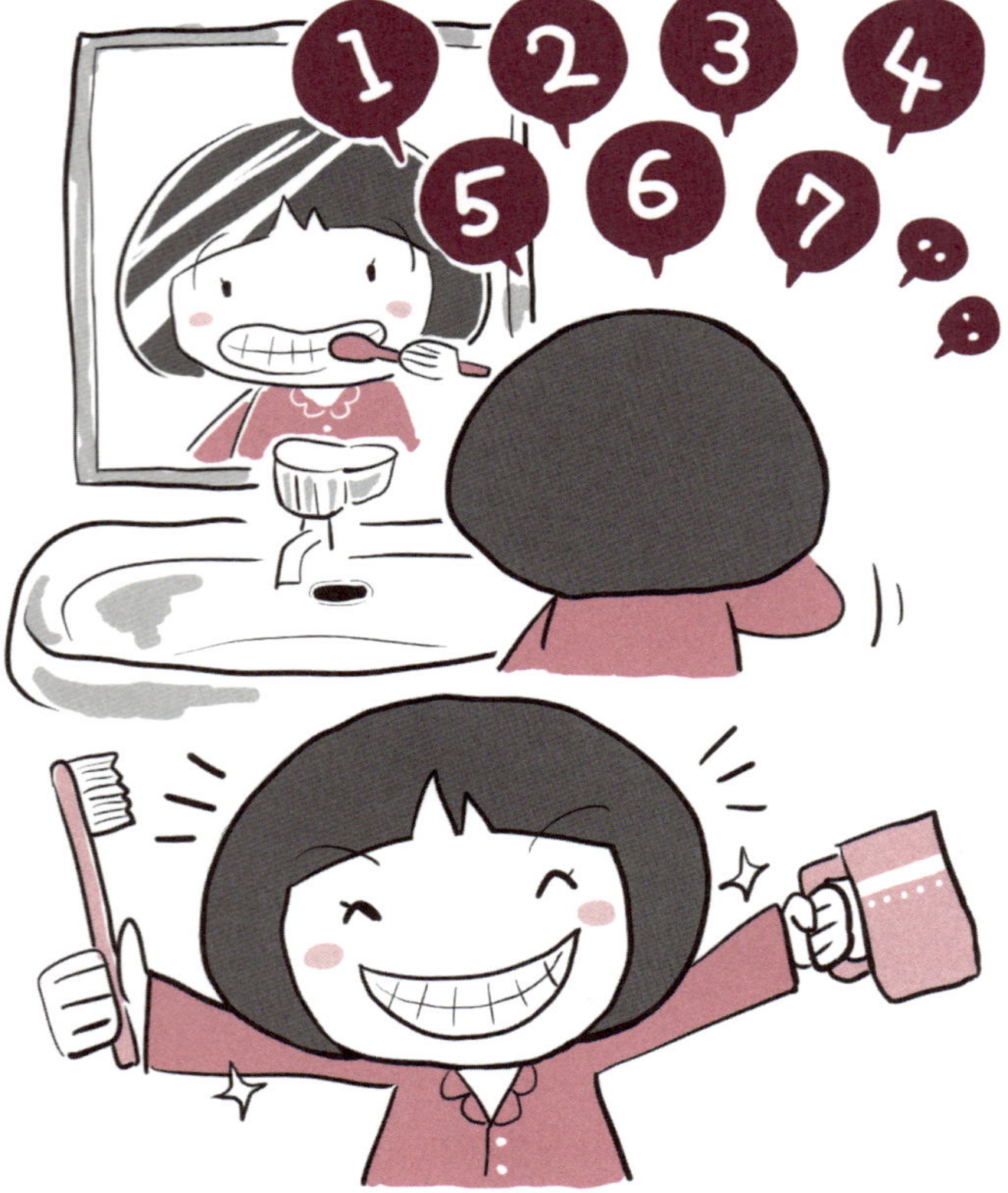

〈髪や眉の手入れ〉

ねらい

何日も髪を洗わずべたついていたり、寝ぐせを直さずにいたりすると、不潔な印象を与えます。また、前髪で目が隠れたり、下を向いた時にサイドの髪が顔にかかったりすると、食事や学習の時の妨げにもなります。

朝の洗顔の際に、髪をとかして寝ぐせをチェックすることを習慣づけ、髪が長い場合はまとめたり、髪留めで押さえることなども、自分でできるようにしていきます。眉毛も伸ばしっぱなしでボサボサにならないよう、定期的にチェックします。

やり方／工夫と配慮

・朝出かける前や風呂上がりなどに、自分でブラッシングして整える。

・髪をとかす時は、一定の方向

にブラシを動かす（加減がわかりにくい場合は、回数を決めて指示する）。

・寝ぐせが付いていないか、自分で鏡を見て確認する（大人が声掛けしたり、直したりせず、**セルフチェック**をさせる）。

・正面からでは見えにくい後頭部は、三面鏡や合わせ鏡で確認できることを教える。

・理容室や美容院へ、一人で行けるようにする。はじめは親が行きつけの店に一緒に行くなどして、**場の雰囲気や施術の手順に慣れさせ**、終了後に**「きれいになった」「さっぱりした」などの感覚**を教える。

・眉の手入れには、眉毛用ハサミを使う（理容室や眉のサロンに行くと、自分の顔に応じた眉に整えてくれる）。

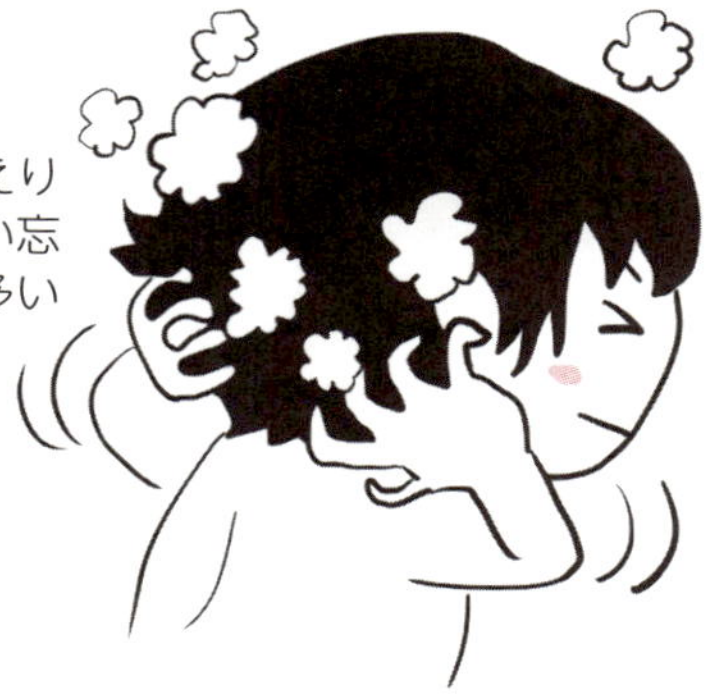
耳の裏側やえりあしは、洗い忘れることが多い

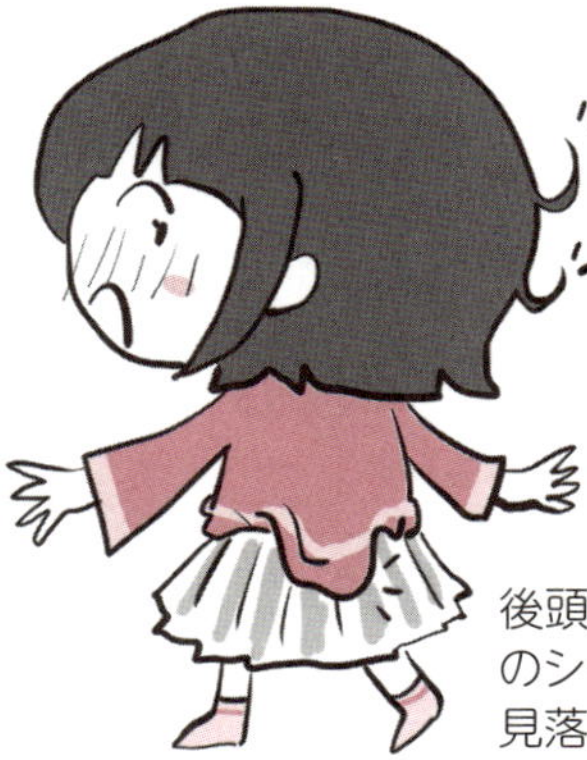
後頭部の寝癖、背中側のシャツのはみ出しは、見落としやすい

やってみました！

眉毛剃り落とし事件

ひとみ（15歳）は、眉をカミソリで整えようとして、うっかり剃り落としてしまいました。しかも、左右をそろえるつもりなのか、もう片方も剃り落とそうとしていました。

そんな状態で学校へ行ったら、みんなに驚かれてしまいます。注目を浴びて、恥ずかしくて外に出られなくなるかもしれません。ひとまず、私のアイブローでなくなった眉を補い、「眉毛は剃るのではなく、眉毛用のハサミでカットしたほうが上手にできる」と教えました。

〈ヒゲの手入れ〉

ねらい

男子は、いずれヒゲが生えます。ヒゲは毎日剃らないと、す

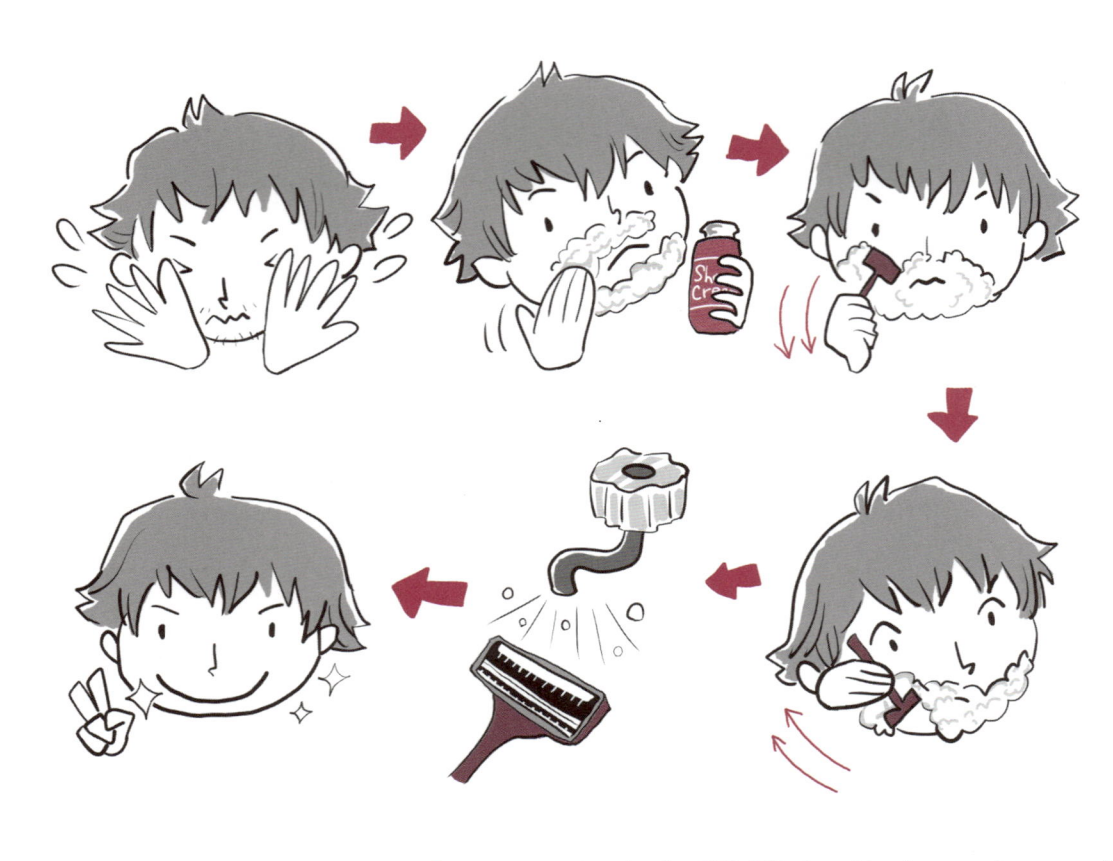

ぐに伸びますが、手入れをしない無精ヒゲはだらしない印象を与えます。

ヒゲ剃りの道具としては、T字カミソリや電気シェーバーなどが一般的です。普段、使うのはどちらでもかまいませんが、**T字カミソリを使えるようにしておくと安心**です。例えば、電気シェーバーが故障した時、宿泊施設に持っていくのを忘れた時などに、T字カミソリが使えれば困りごとが減ります。

用意するもの

・T字カミソリまたは電気シェーバー
・シェービング剤
・清潔なタオル　・化粧水

やり方（T字カミソリ）

①水で濡らしたタオルを電子レンジで温め、蒸しタオルを作

る。
②洗顔して皮脂汚れを落とす。
③蒸しタオルで肌を温める。
④剃りたい部分にシェービング剤を塗布する。
⑤カミソリを当て、毛の流れに沿って、上から下方向に動かす。
⑥剃り残した部分だけ、毛の流れに逆らって剃る（逆剃りは肌を痛めるので、力を入れすぎない）。
⑦剃り終わったら、肌や髪の生え際に付いたシェービング剤を水で洗い流す。
⑧化粧水で肌を整える。
⑨カミソリを洗って、水を切り、乾いたら専用のキャップを付けて片付ける。

やり方（電気シェーバー）

①洗顔して皮脂汚れを落とす。
②プレシェービングローションで肌を整える（肌が乾いてから剃り始める）。
③シェーバーのヘッドを、肌に対して垂直に当てて剃る（強く押し当てない）。
④剃り終わったら、水で洗顔。
⑤シェーバーの掃除をして片付ける。

工夫と配慮

・電気シェーバーは機種によって特徴が違うので、自分に合ったタイプを選ぶ（例：水洗い可能、振動式、シェービングクリーム使用可能、往復式、ロータリー式など）。
・蒸しタオルの熱で火傷しないように、温度を確認してから顔に当てる。
・カミソリやカミソリの刃は定期的に交換する。
・電気シェーバーの掃除は、使用のたびに行う。

やってみました！

こっそりヒゲ剃り練習

ある日、洗面台の物の位置が変わっていることに気づきました。高学年になった息子は、ヒゲが生えてきたようで、父親のヒゲ剃りをこっそり使って、自分で剃ろうとしたみたいです。見様見真似ではうまく剃ることができず、私の毛抜きで抜いたりもしていました。

そこで父親が、電気シェーバーの扱い方、ヒゲの剃り方、剃り残しを手触りで確認する方法、使用後の掃除と片付けなどを丁寧に教えました。それからは、洗面所で剃っているのを見かけるようになり、その後姿を何とも頼もしく感じます。

〈爪切り〉

ねらい

爪が伸びて、先端に汚れがたまっているのは不潔です。また、就労を考えた時、飲食関係や人と接する仕事の中には、爪を伸ばせない職種もあります。清潔感だけでなく、爪が一定の長さ以上伸びると、指先の感覚が変わり、作業がしづらくなります。人や物を引っ掻いて傷つけてしまったり、爪が割れたりする危険性もあるので、定期的に爪を切る習慣を身につけます。

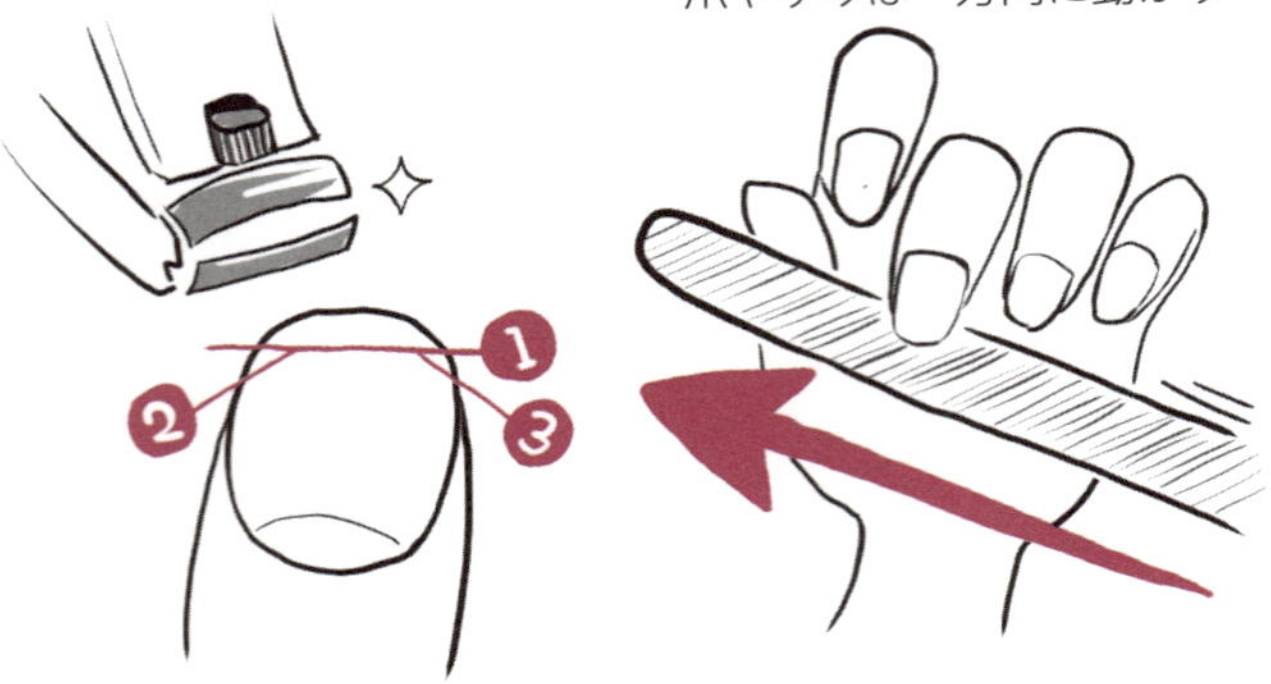

やり方／工夫と配慮

- 子どもが扱いやすい道具を選ぶ。爪切りは、手の大きさに合い、刃がまっすぐなタイプが切りやすい（カーブしていると爪の側面に入りやすく深爪になる）。
- 最初に爪の真ん中、次に両端を切る。わかりにくい場合は、爪に線を引いて教える（切り落とす部分にマニキュアを塗って示してもよい）。
- 爪やすりは、端から中央に向かって一方向に動かすように教える（往復する感覚を苦手に感じる場合がある）。
- 切った爪が飛び散らないように敷物を敷くことや、後始末をすることも教える。
- 爪を切るのを忘れやすい場合は、「○曜日は爪切りの日」と決めて、その日が来たら爪を切る習慣にする。

こんな時はどうする?

Q：爪切りは親がやってくれるものと思い込み、中学生になっても自分でやろうとしません。

A：自分で切らない理由を聞いてみてください。もしかすると、自分で爪を切るのが怖いのかもしれません。利き手と反対側の手の爪から切る練習や、やすりで削るなど、本人と一緒に試してみてください。

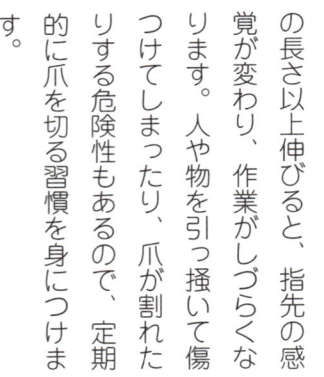

3 季節や場面に合った服を選ぼう

生活力

気候や機能性、TPOなどあらゆる要素を踏まえて自分の服を選ぶことには高度な判断力が求められます。選び方のポイントを教えましょう。

ねらい

日中は暖かくても夜になると冷え込むような季節に、上着を持たずに半袖シャツを着て出かけてしまう子がいます。季節感だけでなく、機能性やTPO、上衣と下衣の形・色のバランス、サイズや胸元のあき具合など、服装選びのポイントは多岐に渡ります。

まずは、大人が適した衣服を用意し、選び方について教えていきましょう。

やり方／工夫と配慮

- 親が衣服を用意する場合は、「今日はたくさん歩くから、動きやすいズボンにしよう」「シャツが水色だから、紺色のスカートにすると爽やかだね」など、**その服を選んだ理由を伝える。**
- 子どもが自分で服を選ぶようになったら、季節や気候、機能性、特にTPOに応じた服装かどうかをチェック。不適切な場合は、**選んだ理由を本人に聞いた上でアドバイス**する。

ひとこと

一見、不適切な服装でも、子どもにはそれを選んだ理由があります。例えば、「買ったばかりの服を早く着たい」「女の子／男の子に注目されたい」「何を選べばよいかわからないから適当に」などです。

以前、川へキャンプに行くのにスーツを着ようとする人がいました。理由を聞くと、「初めて会う人が来るので、失礼があってはいけないと思って」とのこと。

このような時は、「何でそん

その服装で大丈夫？

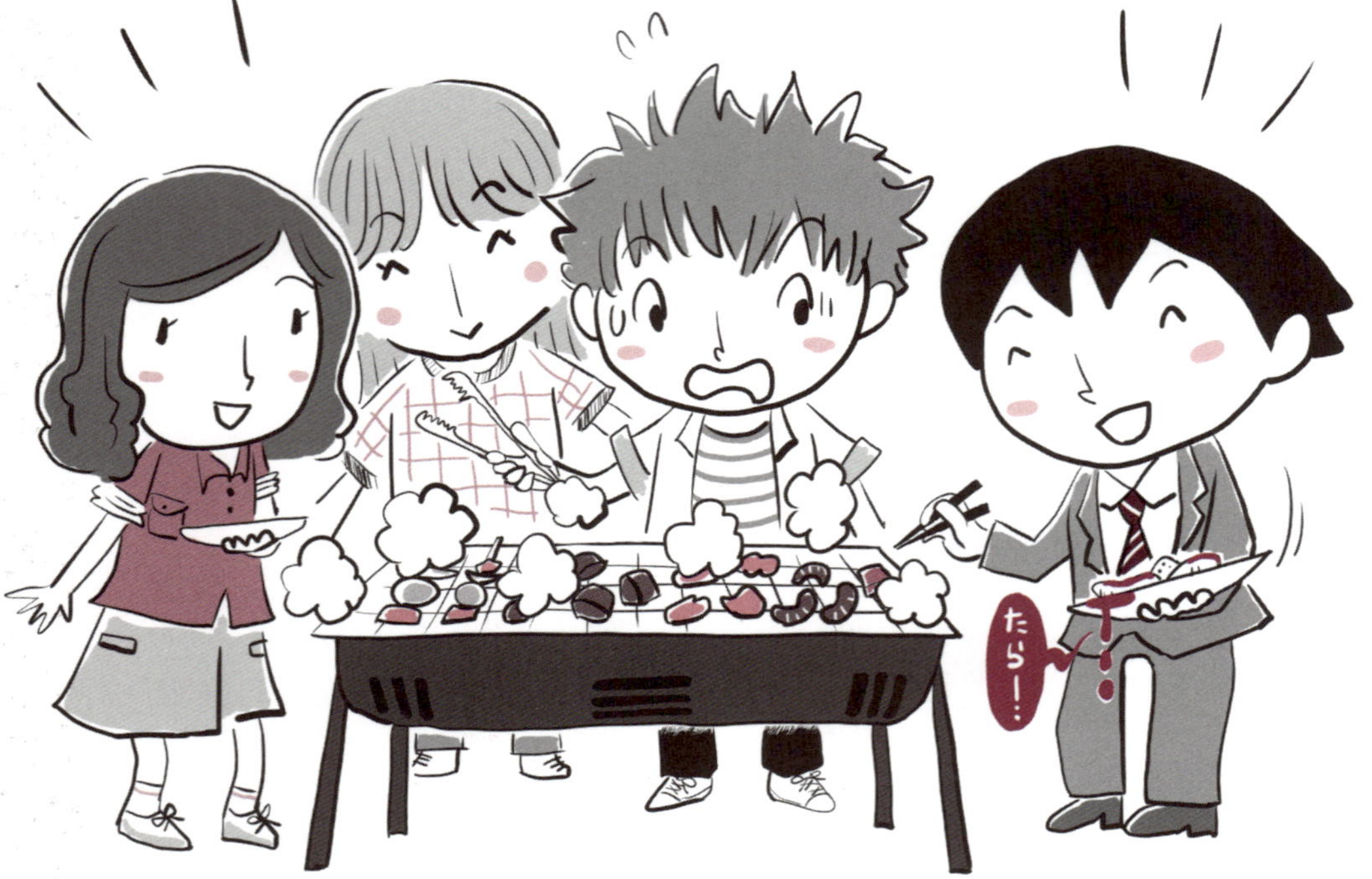

な格好をするの？　おかしいよ」という否定的な声掛けをしたり、本人に代わって大人が一から選び直したりせずに、本人の意思を尊重しながらコーディネイトの修正をしましょう。声掛けの仕方は、次の「こんな時はどうする？」を参考にしてみてください。

こんな時はどうする？

Q：夜、冷え込みそうな日でも、「今は暑いから」と言って半袖シャツで出かけます。ジャケットを持たせたいのですが……。

A：声掛けする場合は、「ジャケットを持っていきなさい」という具体的な指示よりも、「急に寒くなった時に着る服はあるの？」というように気づかせる言い方をしてみましょう。

Q：ハイキングやバーベキューに、汚れたら困るような新しい服、露出の多いミニスカートや短パンなどを着て出かけようとします。「その服装はおかしい」と教えたいのですが……。

A：山や川に行く時は、汚れたり、濡れたり、汗をかいたりすること、そのため通気性や吸収性、気候によっては冷涼・保温・防風性の高い衣類が必要であることを、事前に教えます。その上で、当日着ていく服は、汚れても問題ないものか、着替えやすく、持ち運びやすい服か、靴も滑りにくく歩きやすい安全性の高いものかを、本人に確認させましょう。

　もし、適切でない服を選んでいたら、「大切な服なのに、汚れてもかまわない？」「肌が出ている部分は蚊やアブ、ムカデに刺されやすくなるけど大丈夫？」「革靴は、水に濡れた時に滑りやすいけど、安全な靴だと思う？」など、**子ども自身に考えさせるような声掛け**をしましょう。

やってみました！

真夏日に冬用ズボンで外出？

　息子が小学生の頃は、私が季節に応じた服装をコーディネイトしていました。中学生になり制服を着るようになったので、普段着は必要なものを買っておいて、選ぶのは本人に任せるようにしていきました。

　ところが、気温30度超えの真夏日に、半袖のTシャツに、どこから引っ張り出してきたのか冬用の厚手のズボン（しかも身長が伸びて丈が短くなっている）をはいて出かけようとしていました。

　着替えるように言いたい気持ちを抑えて、私が息子と同じような服を着て見せてみると、本人は「変な格好！」と大笑い。でも、すぐに笑うのをやめました。自分も同じような格好をしていることに気づいたからです。

　その日は、ひとまず私が選び直したズボンをはいていきました。後日、私も付き添って、季節を選ばずはけそうな綿のズボンを数本買いました。息子は「上の服だけ考えればいいから楽になった」と言いながら、綿のズボンをうまく活用しています。

　これからは「服のサイズが合わなくなったら買い替える」「洗濯しても落ちないくらい汚れたり、破れたりしていたら買い替える」「新しい服が欲しい時は親に頼む」なども教えていこうと思いました。

〈紐靴〉

ねらい

着脱が簡単な靴は便利ですが、学齢期になれば体育や部活で紐タイプの運動靴を履く機会も出てきます。自分で着脱できるように、練習しておきましょう。

また、高校生になったら革靴を1足は持っておきます。冠婚葬祭だけでなく、いずれ就職の面接に行く時も、スーツに合わせた革靴が必要だからです。履いた革靴の手入れについても教えましょう。

やり方／工夫と配慮

- ストラップやマジックテープで留めるタイプから始め、紐靴へと移行する。
- 同時に、紐結びの練習もする。

〈革靴の手入れ〉

①革靴のほこりや泥汚れを落とす。

②靴用クリーナーを布に付けて、革靴に薄く伸ばしながら拭く。

③別の布で乾拭きする。

④つや出しクリームを布に付けて、靴全体に伸ばす。

⑤クリームの付いていない布で拭き取る。

⑥磨き終えたら乾燥させて、靴箱にしまう。

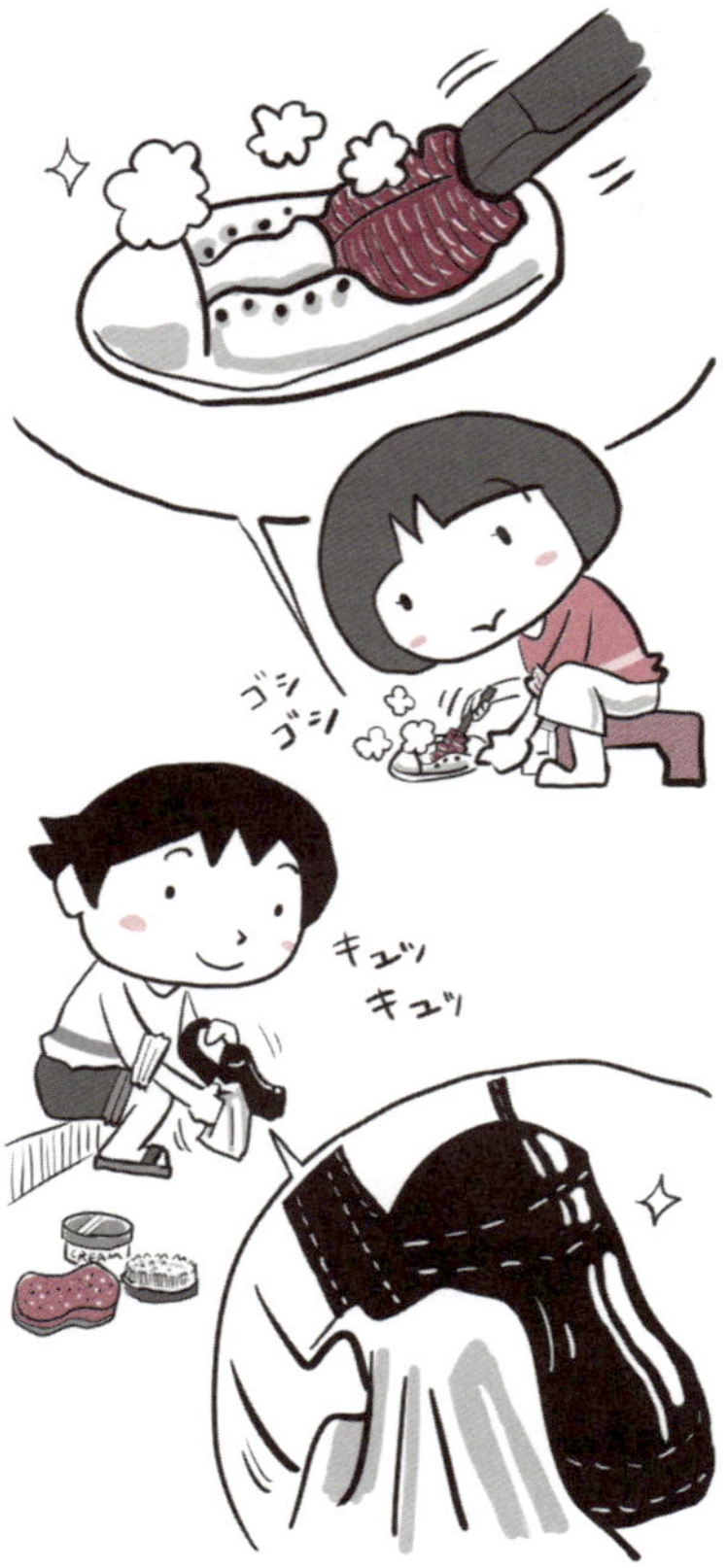

ひとこと

革靴に合った靴下も必要です。ビジネスシーンでは、黒、紺、グレーが一般的で、スーツと同系色の靴下を選びます。また、ショート丈ではなくロング丈を選びます。

靴下の親指に穴が開いているもの、かかとがすり減って破れそうなものは、買い替えの時期であることも教えましょう。

やってみました！

足元はきちんと！

息子が小学生の頃から、「足元がだらしないのはダメ」と教えてきました。息子の足に合った靴を選び、マジックテープをしっかりと留めるようにさせました。中学生の時も、サンダルのような履き物は、「特別な遊びの時にだけ履くもの」と言って、普段は履かせませんでした。

その息子が初めてサンダルを買ってきたのは、高校生になって海に行く時でした。今は靴とサンダルの使い分けができています。社会人になってからも、毎日、革靴で通勤することになりました。便利さだけで与えずに、自分で判断できるようになってから履くようにさせてよかったと思います。

〈服装のマナー〉

冠婚葬祭の時は、服装のマナーに配慮します。葬儀や通夜の場合、学校の制服があれば制服で参列しますが、なければ黒や紺、グレーのブレザーとズボン、スカートを着用します。成人しているなら、礼装を用意しておいたほうがよいでしょう。

冠婚葬祭の直前になって、服装と靴などの準備不足があると、子どもは「行きたくない」「そんな服装は嫌だ」など、理由を探して拒否することがあります。新しい場面や行ったことのない場は、本人の中で想像ができないため、「避けたい」と思う子は少なくありません。

実際に、結婚式に普段履きのスニーカーで参加した、葬式にサンダルで参列したという話を、保護者の方からうかがうこともあります。敬意を示した作法とはいえないので、礼儀と身

礼装にも慣れておこう

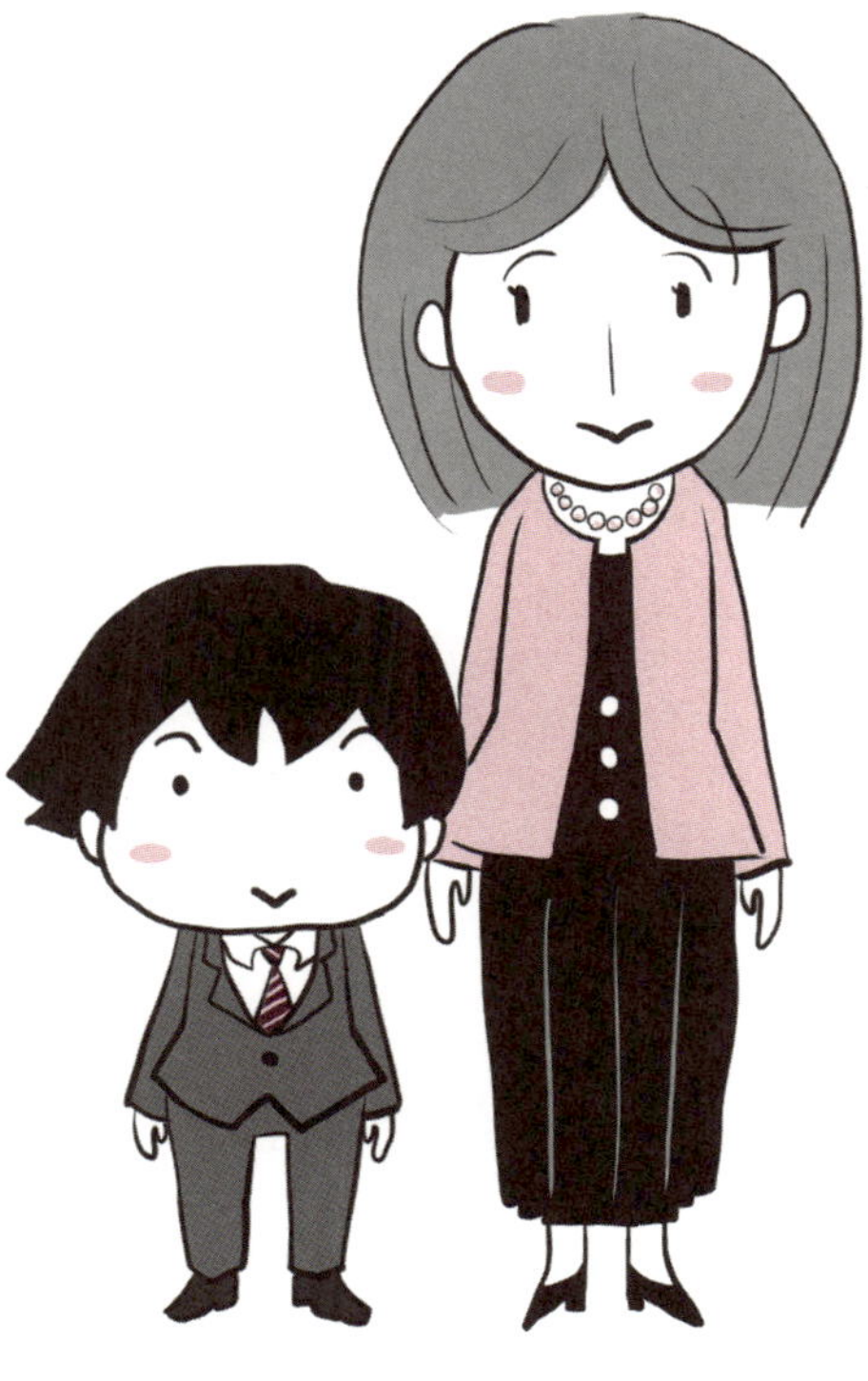

だしなみを整える理由を、事前に教えておきます。

例えば、「練習」と称して当日の服や靴を身につけさせて、「○月○日に、△△さんの結婚式に出るからね」と服装から場面を伝えておきます。**当日の服装と行動が一致**しやすくなり、結婚式に出席する心構えができます。

冠婚葬祭の服装も、徐々に自分で考えて支度できるように促していきます。鏡に全身を映して、身だしなみが整っているかどうかを、**外出前に点検する習慣**もつけさせましょう。

コラム

「年齢に合った服装」の重要性

療育や相談に来る親子には、年齢に応じた身だしなみについて、意識的に助言するようにしています。例えば、小学校低学年の児童がスリッパのような履き物で来た場合は、靴を履いて来るようにすすめます。支度に時間がかかっても、自分で靴を履けるようにすることが大切だからです。

高学年の子には、えりのあるシャツや長ズボンの着用をすすめ、公共交通機関での来所を促します。中学生になると、多くは制服着用となりますが、そこで急に、ボタン留めや長ズボンの服装に慣れようとするのは少々難しいからです。生活面での変化が多い時期なので、子どもへの指示が増えて混乱させてしまいます。そのため、小学校高学年から、服装や靴、挨拶の仕方などを徐々に助言していきます。

高校生になると一人で来所する子どもが多いですが、季節に合わない服装や身だしなみなど、気になることがあった場合はアドバイスしています。また、保護者の方々にも、いつまでも幼い扱いをされないようにお伝えしています。

また、職業訓練校では、鏡を見て身だしなみのチェックをする練習をします。シャツがズボンからはみ出していないか、ジャケットのえりの一部が立っていないかなど、注意すべきポイントも教わります。

玄関などに等身大の鏡を設置しておくと、最終確認をした上で外出できます。

4 生活力 生活のリズムを整え、自分の健康を管理しよう

健康維持は、睡眠、食事、運動など日々の積み重ねが基本です。生き生きと活動するためにも、規則正しい生活習慣を身につけましょう。

ねらい

日中の活動をしやすくするためにも、健康管理の上でも、生活のリズムを整えることは大事です。生活リズムが狂うと、夜の寝つきが悪くなり、朝もすっきりと目覚められません。その結果、いつまでも頭がボーッとして、体もだるいという状態になりがちです。

健康的な食事や睡眠がとれていないことで、体調の悩みを抱える子どももいます。偏った食生活に気をつけて、一定の運動を取り入れながら、肥満や睡眠障害を防ぎます。

やり方/工夫と配慮

- 目覚まし時計をセットして、自分で起きるようにする。
- 夜の10時以降は、室内の明かりを暗くして、徐々に眠れる環境を作る。
- 就寝2時間前になったらゲームやパソコンの画面を観ない。
- 入浴は就寝1時間前までにすませ、明日の準備をしてから布団に入ることを習慣化する。
- 睡眠リズムが作りにくい場合は、夜早く寝ることよりも、朝起きることに注力する。

ひとこと

決めた時間に自分で起きられるようになれば、将来、自立して生活する時にも、誰かに頼らずにすみます。生活リズムで一番崩れやすいのが睡眠時間ともいえます。時に、休日の寝だめや昼夜逆転から、生活リズムが崩れることになるので、休日でも決まった時間に起きるように心掛けましょう。

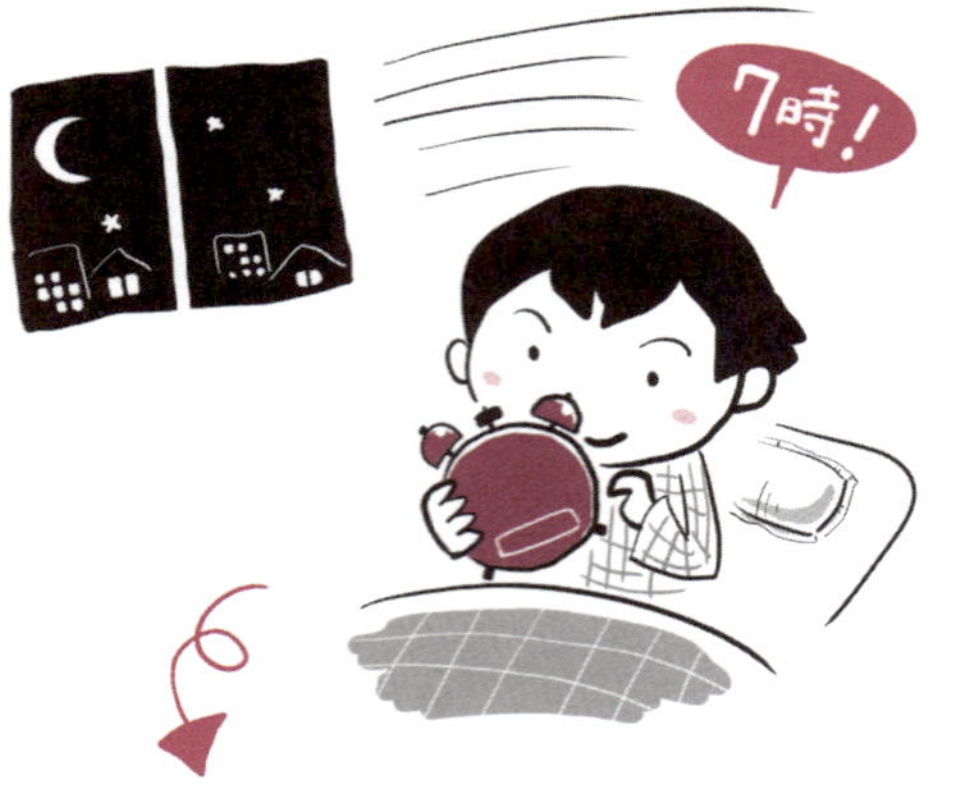

やってみました！

3分早起きしたら、電車で座れた

息子は、高校から電車通学になりました。まずは朝食、トイレ、歯磨き、着替えなどにかかる時間を計り、電車の時間に間に合うように逆算して起床時刻を決定。朝起きるのが苦手ですが、高校生になっても親が起こ

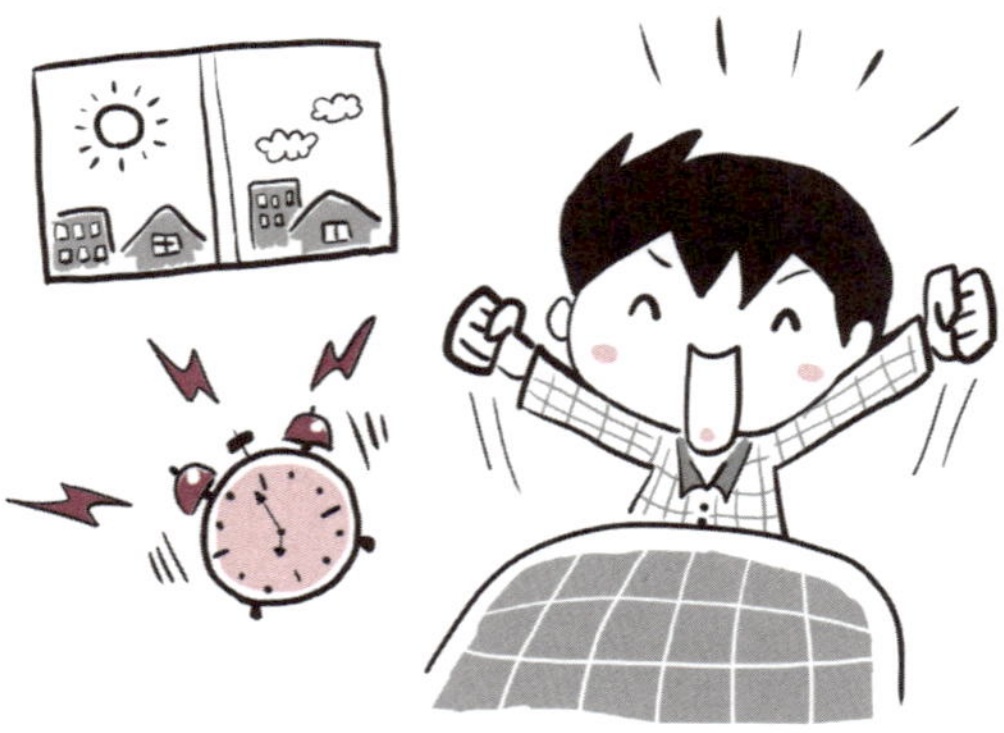

すようでは、この先も自力で起きる習慣が身につかないと思い、自分でやらせてみました。

はじめは寝過ごしの連続で、遅刻しそうになると「何で起こしてくれなかったんだよー」と怒る朝もありました。

でも、ある日、自力で起きて、いつもより3分早く家を出たところ、踏切を待たずに渡れて、信号もすべて青だったらしく、予定の7分前に駅に到着したそうです。ホームでも列の前のほうに並べたので、座席に座れたとか。

「自分で起きて、たった3分早く出発するだけで、かなりの得をする」と実感できたようです。

〈朝食〉

ねらい

大人になると、面倒だからと、菓子パンや菓子などで朝食をすませてしまう人がいます。エネルギーの補給にはなりますが、糖質に偏った食生活を続けると、いずれ健康問題に発展します。

支援の現場では、同じ菓子パン、同じメーカーの菓子ばかりを食べ続ける、特定の飲料水を飲まないと気がすまない、といった相談を受けることがあります。こうした食習慣は、将来、高血圧症、糖尿病、高脂血症、

痛風などの生活習慣病へとつながるおそれがあります。

やり方／工夫と配慮

・五大栄養素をバランスよくとることを意識する。

・菓子パンを食べるなら、ゆで卵やハムエッグ、コールスローサラダ、牛乳などをプラスする。

・菓子はやめて、シリアルに牛乳や豆乳をかけるなど、少しでも、他の栄養素と一緒に取り入れるようにする。

・「健康的な食事」を説明してもわかりにくい場合は、「ご飯・味噌汁・おかず」のセットを家庭での定番にするなど、見た目から教える。

・調味料の量は「ちょっとだけ」「そんなにかけない！」という声掛けではわかりにくいので、大人が先にかけて適切な量を見せるか、「大さじ1」など明確な数量で示す。

こんな時はどうする？

Q：バイキング形式の食事だと、たくさん皿に取りすぎてしまい、食べすぎることがよくあります。どうやって適量を教えたらよいでしょうか？

A：バイキングなどは、ついつい好きなものを好きなだけ食べてしまう傾向があります。食べすぎたかどうかは、体重計で増減を確認することで意識づけします。体重が急に増えていたら、次の日の食事で調整することなども教えましょう。もしくは、料理を取り分ける際に「1種類につき一つ（ひとすくい）」などの目安や、必ず野菜から食べるといったルールを作っておくのもよいでしょう。

Q：娘は最近、料理本を見ながら作るようになりましたが、「少々」や「適宜」などと書かれた分量がどれくらいなのかわからず、入れすぎてしまいます。

A：調味料の量は、例えば塩や胡椒なら、「少々」は親指と人さし指でつまんだ量、「ひとつまみ」

★食べすぎを防ぐ食習慣のポイント★

①１日３食なるべく決まった時間に食べる。
②早食い、ながら食いはしない。
③よく噛んで食べる。
④食物繊維が豊富な食材を先に食べる。
⑤食器は小ぶりにする。
⑥外食では単品ではなく定食を選ぶ。

は親指と人さし指、中指でつまんだ量などと、具体的な表現に言い換えます。

> **ひとこと**
>
> 学校を卒業すると、スポーツなどの習慣がなければ、体を動かす機会が減少します。就職してからも、デスクワークや乗り物での移動が多い場合は、意識して体を動かさないと運動量が減ってしまいます。趣味やサークル、スポーツジムで体を動かす環境を作りましょう。

〈体調管理〉

ねらい

病気などにより、「自分の体がいつもと同じ状態でない」ということに自分で気づくことは大事です。体調不良に気づかず、無理して行動することで、症状が悪化することもあります。

自分の体調の変化に意識を向けること、そして体調が悪い時には「休む」ことも教えます。

また、寝不足が続いたり、ストレスがたまっていたりすると、自分の体調不良に気づきにくいことがあるので、周りの助言を聞くことも教えます。

やり方／工夫と配慮

- 自分の平熱が何度なのかを知っておく。
- 体がだるい、重いと感じた時は、熱を測ってみる。
- 熱がある時は早く寝る、場合によっては入浴を控える（体力を奪われるため）。
- 体のどこかが痛む時は、頭、歯、お腹、背中、腕、足など、部位を指さしで示して伝える。
- いざという時のために、症状を表現する練習をする。例えば、「しくしく痛い時はどんなポーズ？」「ずきずき痛いはどんな顔？」「『くらくら』はどんな状態？」など。

やってみました！

不調に気づかず頑張りすぎた

息子はマラソンが好きで、小学生の頃から走ることが気分転換になっていました。中学に入ってからも、夕方よく走っていました。ある時、足を引きずっていたので病院へ連れて行くと、「疲労骨折」の診断。「自分がどのくらい疲れているか？」がわかりにくいようでした。そこで、息子と話し合って、走る時間と距離を決めることにしました。

5

家事

家事は生きる力

家事は、生きる力そのものです。覚えたらすぐに実践に移すことができ、環境の変化に適応できる力となります。

幼少期から学齢期は、大人が指示を出し、工夫や配慮をした上で見守り、時には見直しや軌道修正をしていきます。

子どもの自立への一歩として、家庭で家事を担わせることは重要です。親から離れて暮らす時の練習になりますし、就職時に役立つ場合もあります。実際、食器洗いの得意な子が、職業実習で給食センターに行った際に、弁当箱を洗う作業で力を発揮して、そのまま就職したこともありました。

家事などは、早期から自主的にやるように働きかけることで、本人の役割として日課に取り入れやすくなります。当たり前のこととして身につけていきましょう。

家事のやり方には色々あることを知る

家事のやり方は家庭により様々ですが、ここでは支援現場で教えていた基本的な方法を紹介します。各家庭の手順や方法にアレンジして実践してもかまいません。また、「違う方法でやっても同じ結果になる」ことや、「道具を変えると簡単にできる」といったことを教えるのも大事です。

例えば、友達の家にお泊まりする時や集団でのキャンプに行った時、家族以外の人と共同生活をする時などに、「違う方法でやること」を経験していると、戸惑ったり、自分のやり方を押し通したりすることが少なくなります。

また、状況に合わせて違う方法をとれる（応用できる）ことは、本人にとっても自信につながります。時に、周りから頼られる存在にもなるでしょう。

行動を促す時は考えるチャンスを与える

例えば、子どもが大人になって、一人暮らしをした時を想定しましょう。夕食の支度のために、お米を研ぐ必要があったとします。この場合、本人は夕食の時間から逆算して、何時に炊飯器をセットすればよいのかを考え、そのタイミングに合わせて米研ぎを始めなければなりません。

そのため、家庭でご飯を炊く役割を担う場合も、大人が夕飯の時間から逆算して、「米を研ぐ時間です」と指示するのではなく、「夕飯は6時だけど、何時になったらお米を研ぐ?」などと疑問形で声をかけましょう。子ども自身に考えさせるような聞き方をします。

子どもが実行しない時や失敗した時は?

本人の力を見極めながら家事を任せていきますが、役割を実行しなかった時は、あえてやり過ごしましょう。いずれは、傍らに誰もいなくても、自分を律して実行できるようになる必要があります。毎回、声掛けしていては、いつまでも大人から離れられなくなります。

本人がやろうとしない時は、「やらなかった結果」を経験させます。例えば、自分の衣類の洗濯をしなかったから着替える服がないとか、頼まれた買い物に行かなかったため夕食が質素になったなどです。自立のためにも、自分で責任を持って取り組むことを一つずつ経験させましょう。

また、実行したものの失敗してしまった時も、「失敗の結果」を本人に実感させましょう。味付けを間違えたり、焦がしてしまった食材を、あえて少し食べてみたり、見せたりした上で、もう一度やり直します。ただし、失敗したことについては叱りません。

6 家事 カレー作りには料理の基本がいっぱい

カレー作りの過程には、生活力を身につける要素が満載です。ご飯を炊き、カレーを作り、食後のコーヒーを入れる。これらの流れが身につけば、子どもにとっても大きな自信になります。

ねらい

カレーは最も多く作られる家庭料理の一つで、子どもにとってもなじみ深い食べ物です。調理器具の使い方を実体験しながら、手の動きを磨くことにもつながります。また、シチューや肉じゃがなど他のメニューにも広げていけます。

〈1合の米を炊く〉

用意するもの

・米（1合）　・水（200cc）
・計量カップ　・箸
・ボウル（または炊飯器の内釜）

やり方

①米用の計量カップに米を入れ、箸を使って擦り切り1杯を量る（一般の計量カップなら180cc、計量器なら150g）。
②米をボウルに入れて水を注ぎ、底から混ぜて、水を捨てる（最初の2～3回は米が水を吸収するので素早く水を捨てる）。
③水を切った状態で、ゆっくり（1周を2～3秒くらいの速さで10周程度）米をかき混ぜて研ぐ（団子のように握ったり、上から押さえつけたりすると米粒が割れる）。
④ボウルに水を入れ、米を底から混ぜ、白く濁った研ぎ汁を捨てる。
⑤水を数回入れ替えて、研ぎ汁がうっすら米が透けて見える程度になったら洗米は終了。水を切って炊飯器の内釜に米を移す。
⑥一般の計量カップで200ccの水を量って内釜に入れ、水位が1合の目盛りと合っていることを確認。
⑦30分～1時間浸水させた後で炊飯のスイッチを入れる。

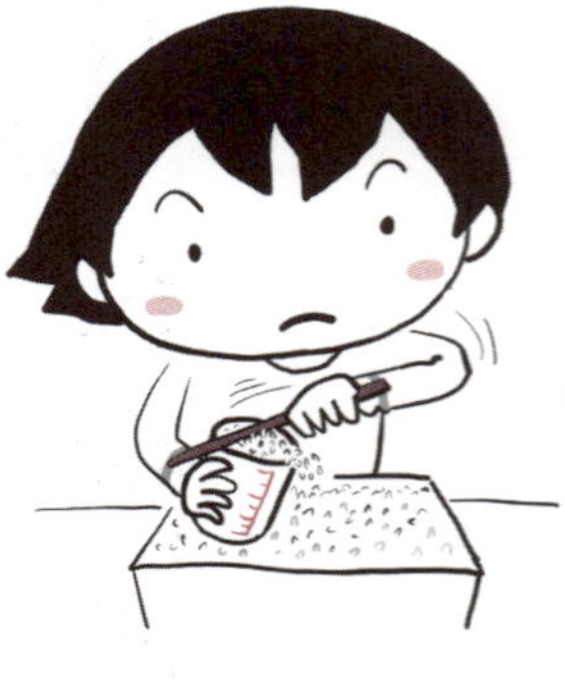

箸を使って擦り切り１杯

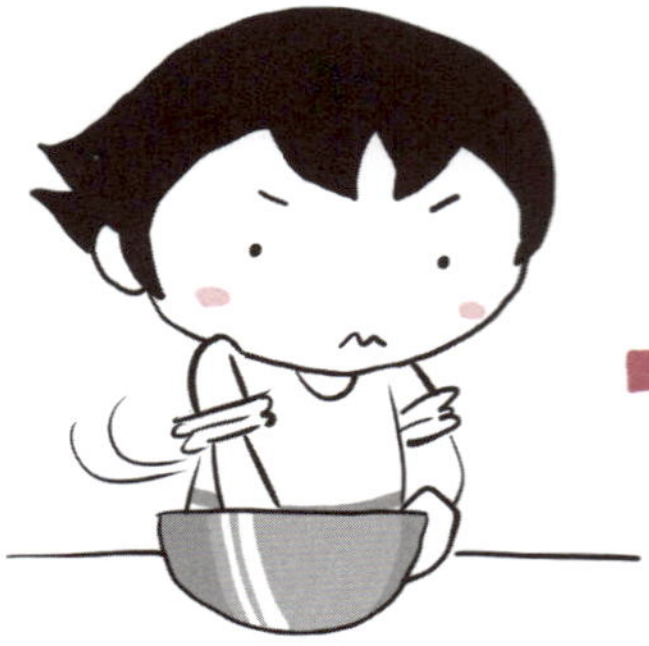

ゆっくりかき混ぜて研ぐ

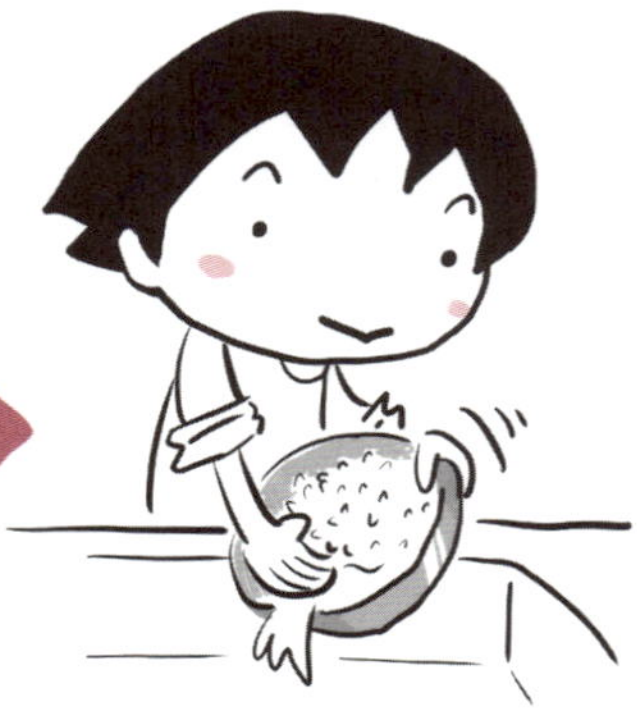

米がこぼれないように水を捨てる

工夫と配慮

- 計量レバー付きの米びつなどもあるが、「g」や「cc」などの理解につなげるために、計量カップや計量器を使う。
- 計量カップの目盛りは、**どの方向から、どこを見るか**を教える。カップに太線を引いて強調してもよい。
- はじめは計量カップを数個用意して、量の違いを比較させるとわかりやすい。
- 「擦り切り」が難しい時は、ボウルや内釜の上でコツがつかめるまで練習する（あふれた分の米は米びつへ戻す）。
- 「擦り切り（ぴったりの量）」にする意味が理解できない場合は、あえてやらずに炊いてみて、**分量を正確に量ることの重要性を経験**させる。
- 洗米で水を捨てる時は、米がこぼれないように、ボウルをゆっくり傾けることや、手を当てて米を押さえることなどを教える。
- 洗米を終えるタイミングを、研ぎ汁の色で判断するのが難しい場合は、水を替える回数を具体的に指定する。**紙に回数を書いて示して**もよい。
- 内釜の水加減目盛りが何種類もあるタイプは、どの線に合わせるのかがわかりにくい子がいる。**計量カップで水を量る方法も教えておく**。
- おいしく炊く場合は約30分～1時間浸水させたほうがよいこと、時間がない時は洗米後すぐに炊いてもよいことなどを伝え、「急ぎ」の場合も経験しておく。
- 米の浸水は、タイマーをセットしておくと忘れない。タイマーの使い方を覚えると、他の調理にも活かせる。

・無洗米を利用する時は、商品パッケージに掲載された炊き方を参照する。
・料理動画サイトも参考になる（実際の手の動かし方などが見てわかる）。
・米研ぎ用のボウル、米研ぎシェーカーなど便利な道具を利用する場合も、基本のやり方は教えておく（その道具がない場合に備えて）。

やってみました！

自分で炊いたご飯は格別！

正雄が小学4年生の時、療育の先生から「米研ぎ」の宿題が出ました。はじめは私も「無理！」と驚きましたが、ともかくチャレンジすることに。

まず、紙に手順を書きました。計量カップも3個用意し、それぞれに米を入れて3カップ（3合）量ります。ボウルに米と水を入れて研ぐことを教え、研ぎ汁を捨てるように指示すると、勢いが強すぎてたくさんの米がこぼれてしまいました。「お米には神様がいるからね。大事に戻そうね」と言って1粒ずつボウルに戻すと、正雄も「神様」と言いながら、小さい手で1粒ずつ拾いました。

水が入って重くなった内釜を両手でしっかりと持って炊飯器にセットし、スイッチを入れた後は、炊き上がりを楽しみに待っていました。自分で研いで炊いたご飯は格別で、正雄は2杯もおかわり。その後、何度も米研ぎを繰り返すうちに、研ぎ汁を捨てる時のボウルの傾け具合や手の当て方などが変わっていきました。

米を研ぐ作業は手順が多く、丁寧さも求められますが、毎日やってくれることで、家族も助かります。大人になった正雄は、食堂で働いています。米研ぎの宿題をきっかけに、料理に興味を持つようになったのです。お客様のテーブルまで、ドリンクをこぼさないように大事に運ぶようになり、嬉しく思っています。

〈カレー作り〉

用意するもの（2人分）

・肉（100g）
・ニンジン（1／2本）
・タマネギ（1個）
・ジャガイモ（1個）
・サラダ油（小さじ1杯）
・水（400cc）
・市販のカレールウ（2人分）
・包丁 ・まな板 ・ピーラー
・ザル ・ボウル ・鍋
・お玉 ・計量カップ（計量器）

やり方

①ニンジン、ジャガイモを洗って皮をむく。

②タマネギの皮をむく。

③ニンジンはいちょう切り、ジャガイモは一口大に、タマネギはくし形に切る。肉は3㎝程度の角切りにする。

④鍋をコンロに置いて、サラダ油を入れて中火にかける。

⑤肉を入れて、色が変わるまで炒め、一度取り出しておく。

⑥同じ鍋で野菜を炒める。

⑦野菜全体に火が通り、タマネギが茶色くなってきたら、肉を鍋に戻して混ぜる。

⑧水を加えて、弱火～中火で約20分間煮込む。表面に灰汁が浮いてきたら取る。

⑨火を止めてルウを入れ、鍋底からかき混ぜる。

⑩5分のタイマーをセットし、5分たったら火をつけて、弱火でかき混ぜながら煮込む。

⑪ルウが溶けたら火を止める。

工夫と配慮

・電磁調理器は、火加減が「強・中・弱」や数字で表示されるので、ガスコンロよりもわかりやすい。

・野菜の煮え加減は、実際に一つ食べてみるなどして、火が

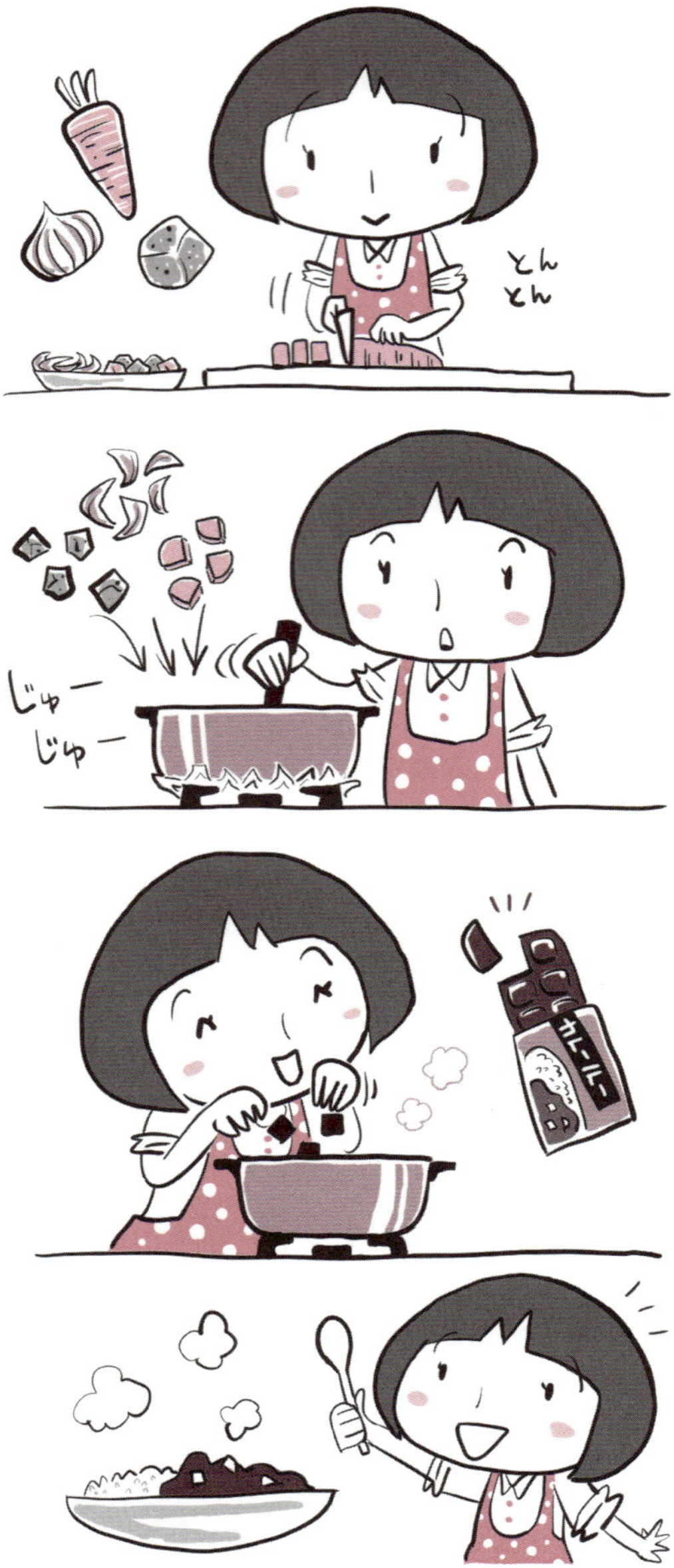

通ったかどうかを確かめる。

・ニンニク、ウスターソース、ケチャップ、ハチミツなど、隠し味を加えて「我が家の味」を教えるのもよい。

・火を消したら火元を確認することを教え、子どもが自分で点検できるようにする。点呼やチェックリストなどで教える。

やってみました！

カレー作りで包丁使いに挑戦

息子が11歳の時、初めて一緒にカレーを作りました。タマネギの皮むきでは「目が痛い！」と大騒ぎ（その後、ゴーグルを着けるようになりました）。ピーラーを使ったニンジンの皮むきでは、どこまでむけばよいのかわからず、ニンジンが細くなっていきました。

包丁を使う際は、指を伸ばした状態で食材を押さえていました。指を切ってしまうので、「猫の手だよ」と教えましたが、意図が伝わらなかったので、実際に私がやって見せました。

カレーは半日かかって完成。調理中、息子は手を少し切ってしまい、「血が出た！」と大騒ぎしましたが、その後は慎重に切るようになりました。

はじめは子ども用の包丁でしたが、切れにくいので、切れ味のよいものに変えていきました。少しずつできることが増えてきて、3年後には一人でカレーを作れるようになりました。カレー作りには多くの工程が含まれているので、他の料理にも次々と挑戦することができました。

初心者用の食材キットを活用

高校1年生の息子に料理をさせることにしました。この先、一人暮らしをするにしても、料理は必要だと思ったからです。最初は食材宅配サービスのキットを利用しました。必要な材料がそろうだけでなく、添付されたレシピが初心者向けでわかりやすかったからです。

手順が色分けされているのですが、まずその色に沿って調理を進めます。料理の待ち時間にやる他の作業が別の色で明確に指示されているので、時間を有効に使えます。そのおかげか、煮込んでいる間に洗い物や食器の片付け、盛り付けをするなど、調理以外のことも並行してできるようになりました。

〈コーヒーを入れる〉

用意するもの

・インスタントコーヒー
・熱湯（ポットで沸かす）

•（好みで）砂糖、牛乳、クリーミングパウダー、ポーションクリームなど
•コーヒーカップ　•スプーン
•お盆

やり方

①飲む人に、コーヒー、砂糖、牛乳などの好みの分量を聞く。
②コーヒーカップに、それぞれの分量のコーヒーや砂糖を入れる。
③カップにお湯を注ぐ。
④スプーンでかき混ぜる（牛乳やポーションクリームを入れる場合は、ここで入れる）。
⑤コーヒーをお盆に載せてテーブルに運び、それぞれに「どうぞ」と言って置く。
⑥コーヒーや砂糖などの瓶や容器を棚に片付ける。

ひとこと

お茶やジュース類などの飲み物を人数分に「分ける」作業は学びにつながります。「半分にする＝2分の1」「4等分する＝4分の1」など、等分や分数を実体験できるからです。また、量や分数の理解だけでなく、何かを人と分かち合うという、社会性を学ぶことにもなります。

やってみました！

オーダーを聞いてメモの練習

娘（10歳）は療育で、飲み物の分量を紙に書いてメモをとる取り組みをしました。メモ用紙には、私と先生と娘のオーダー（コーヒーや砂糖、ミルクなど）の分量を書く欄があり、そこに聞き取った数量を記入するようになっていました。

注文を聞き逃した時には「もう1回言ってください」と言うこと、やり方がわからない時には「わかりません。どうやるのですか？」と聞くことなど、注意が書かれた別紙があり、先生があらかじめ伝えてくれました。娘は分量を聞き漏らすと、「もう1回言ってください」とたずねて、用紙に書き入れていました。

この取り組みの後、娘は家でもコーヒーを入れてくれるようになりました。娘のコーヒーで、幸せな朝を迎えています。

コーヒーマスターになりたい

主人と私は朝のコーヒーが日課。息子が幼稚園の年長さんになったくらいから、親がコーヒーを入れる作業に興味を示すようになりました。それに気づいた主人が、息子に「一緒にやってみる？」と声をかけてからは、

二人がコーヒーを入れてくれるようになりました。

コーヒー・ミルク・砂糖、私と主人はすべて好みの分量が違います。そのことも、息子は何度も経験して覚えていきました。そのうち「一人でやってみたい！」と言いだしたので、手順を一つずつ教えました。

電気ケトルに入れる水の分量「0・5ℓ」の目盛りの見方、スイッチをONにすること、お湯を沸かす間にカップを2つ用意し、インスタントコーヒーや砂糖を父母それぞれの好みの分量で入れておくこと、お湯が沸いたら適量（だいたいカップの7分目）のお湯を入れてよく混ぜること……いつも主人が見守りながら手伝っていたからか、難しいと思われた分量や適量もスムーズにできるようになっていて驚きました。

息子が初めて一人で入れてくれたコーヒーが、甘かったのか苦かったのかは覚えてはいませんが、感動で涙ぐみながら「おいしい！　最高！」と完飲したことは忘れられません。本当に幸せなひと時をもらいました。

もちろん、失敗も多々ありました。ケトルのスイッチを押し忘れて、いつまでたってもお湯が沸かなかったり、コーヒーやミルクをこぼしたり、分量を間違えてすごく苦かったり、カップになみなみと注ぎすぎて運ぶ途中でこぼしたり……。

ただ、どんなに失敗しても、息子のコーヒーはやっぱりおいしい。主人も私も、息子がコーヒーを入れてくれた時は、「おいしいなあ」と声に出して伝えています。すると彼は、ちょっと照れたような、誇らしげな顔をするのです。いつからか、自分から「マスターの入れたコーヒー、飲みたい人？」と聞いてくるようになりました。

そんな息子も中学2年生。以前は両親に入れてくれるだけでしたが、今は彼も試験勉強の合間にコーヒーを飲むようになりました。息子がコーヒーを飲みたくなるのは、難しい学習の壁に突き当たった時です。小学校低学年の頃は、勉強につまずくと「僕の頭はバカ！」と自分の頭を叩いていました。今はコーヒーを飲むことで苛立ちをリセットしているのでしょう。大人になるために、自ら課題に向き合う姿に成長を感じています。

7 家事 掃除の仕方を身につけ、習慣化しよう

毎日使用する場所は、こまめに掃除することを習慣にします。子どもが取り組みやすいように、手順を工夫することも大事です。

ねらい

毎日湯船に浸かる、シャワーしか使わない……入浴スタイルは様々ですが、使用後の風呂掃除は必要です。1日に複数回使うトイレも、数日掃除をしないだけで便器にカビが生え、尿石や匂いも発生します。

掃除の基本は、日々こまめにやること。風呂掃除もトイレ掃除も日課にすれば、頑固な汚れを防ぐことができ、手早くすませられます。習慣化することを教えましょう。

また、食卓や勉強机を拭く習慣を身につけると、掃除をしやすくするために、出したものを所定の位置に片付けるようになり、「机の上を散らかさない」という意識にもつながります。

〈風呂掃除〉

用意するもの

・スポンジ　・床用ブラシ
・浴室用洗剤（重曹でも可）
・ゴム手袋　・マスク（眼鏡）
・浴室用スリッパ（ブーツ）

やり方

①排水口のゴミを取る。
②汚れを落としやすいように、浴室の壁や床、浴槽に湯をかけて全体的に濡らす。
③濡れているうちに洗剤をかけて、スポンジでよくこする。
④浴槽の湯の吹出口の周辺やパッキン、蛇口周りなど、細かい部分もこする。
⑤シャワーで泡と汚れを洗い流す。
⑥換気扇を回して浴室を換気する。

工夫と配慮

・掃除の手順を紙に書き、番号

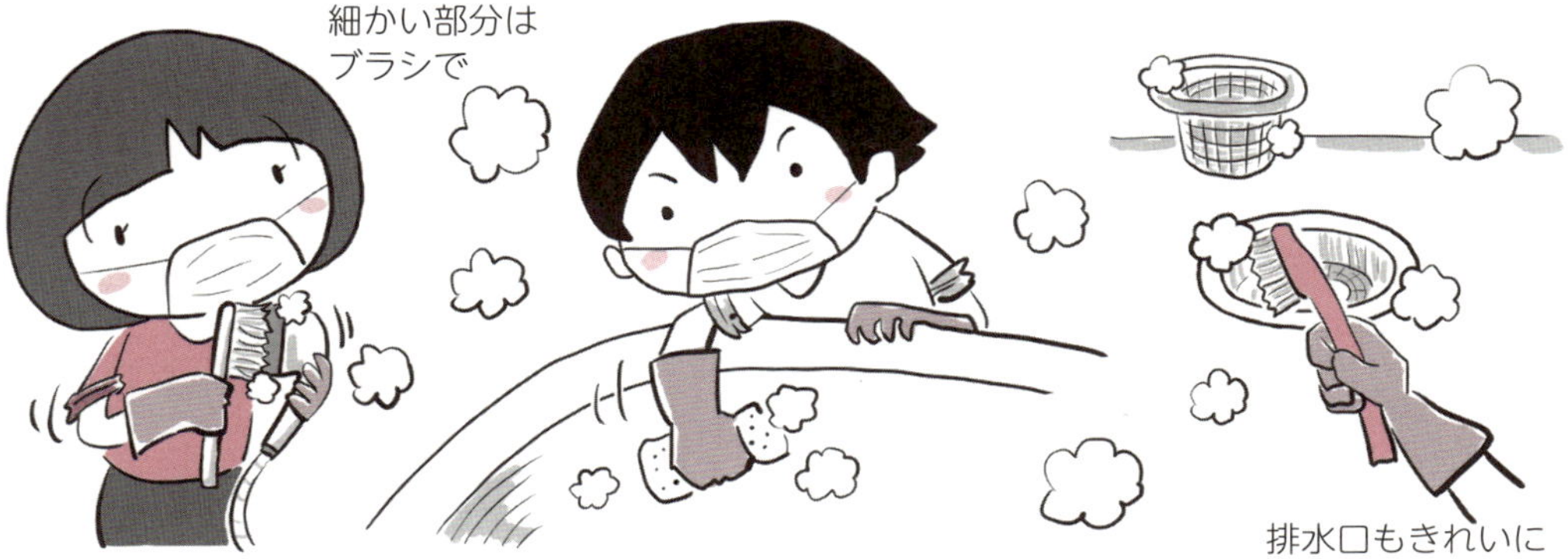

順に進められるようにする。

・一つの場所をスポンジで何回こするかを決めて定型としてもよい。

・手が届きにくい天井部は棒付きスポンジで洗うが、真上をこすると顔に洗剤が落ちてくる。濡れない角度で掃除する方法を教えるか、多少濡れてもよいように眼鏡やマスクを装着する。

・泡を洗い流す時は、上部から下部へ、排水口に向かって効率よく水を流すことを教える。

・家族も協力して浴室内の無駄な物を減らし、掃除しやすくする。

・浴槽を使わなくても、洗剤の飛び散りや水しぶきでカビや汚れが生じることを教え、毎回の掃除と換気を習慣づける。

・入浴後すぐに掃除するようにすれば、軽い力で手早く掃除できる。

やってみました！

手抜きしない掃除が職場での信頼につながった

介護施設に就職した雅弘（20歳）は、風呂掃除で大活躍しているそうです。隅から隅まで汚れを落とし、最後には水滴が残らないように拭き取って仕上げます。毎回同じやり方で手を抜かないので、職場の人からも信頼されています。

雅弘は、小学生の頃から風呂掃除や洗濯をしていたので、今でも気づくと洗濯物を干してくれている時があります。それは職場でも同じで、「よく気がついてやってくれる」という評価につながっているようです。

〈トイレ掃除〉

用意するもの

- トイレ用洗剤
- 雑巾（トイレ専用／2枚）
- トイレ掃除シート
- トイレ用ブラシ
- 使い捨てのビニール手袋

やり方

①トイレ内のマットやエチケットボックスを外に出し、手拭き用タオルを外す。

②便器にまんべんなく洗剤をかけて10分ほど放置。その間に雑巾で、便器のふた、便座の表と裏、便器の縁、壁、床を拭く。

③トイレブラシで便器内を洗う。ブラシは上下に動かす。

④洗い終わったら、水を流してトイレブラシも一緒にすすぐ。

⑤新しい雑巾か使い捨てシートなどで、ペーパーホルダー、トイレブラシのケースなども拭く。

⑥ドア内側やドアノブを拭き、エチケットボックスの衛生ゴミを捨て、雑巾で拭いてトイレに設置。新しい手拭き用タオルをセットする。

※温水洗浄便座の場合は、ノズル部分も掃除する（掃除方法は取扱説明書を確認）。

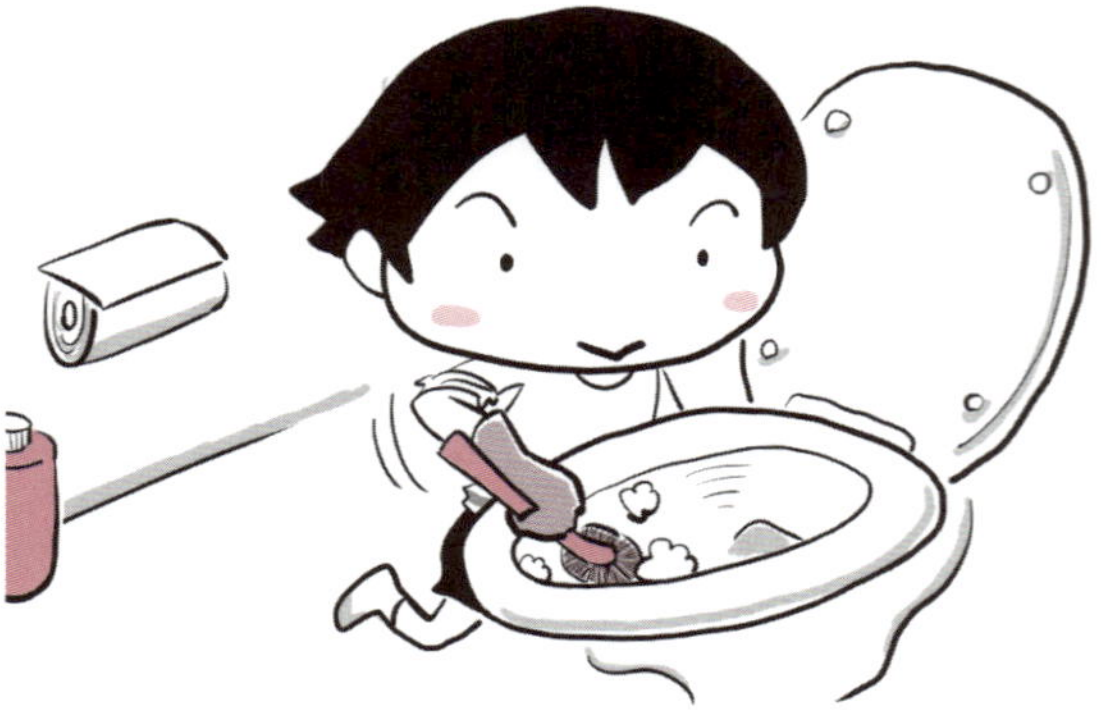

工夫と配慮

- 雑巾2枚を使い分ける場合は、それぞれに**番号などの目印を付けて間違えないように**する。
- トイレ掃除は朝よりも夜にしたほうが雑菌の繁殖を抑えられる。例えば、「入浴前にトイレ掃除をして、入浴後に風呂掃除する」という流れを作っておくと、自立して暮らす際にも日課として実行しやすい。

ひとこと

ある中小企業では、社長の奥様が会社のトイレ掃除をされていました。ある時、以前よりもトイレがきれいなことに気づいて観察していたら、新入社員の女性が毎日、掃除していたことがわかりました。

本人に聞くと、「お客様も使うトイレなので、きれいにし

〈机の拭き方〉

①縦横に移動しながら拭く

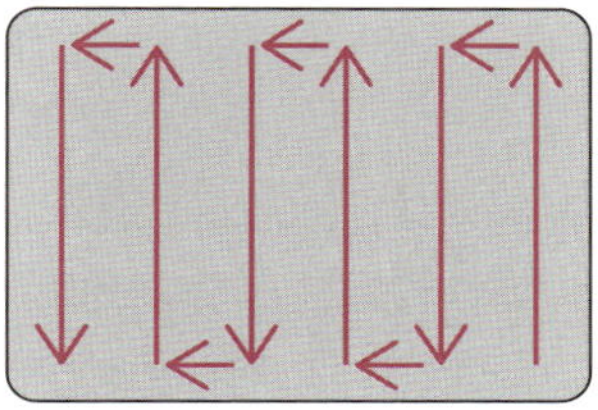

②机の縁を「ロ」の字に拭く

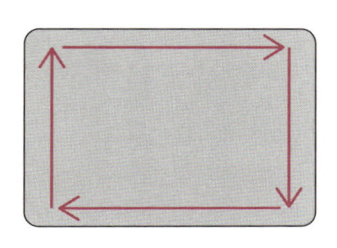

ておいたほうがいいと思ってやっていました」とのこと。「彼女には、ずっと働いてほしいという気持ちになりました」と奥様は話していました。普段、自宅のトイレ掃除の習慣が役立ち、社会に出てからの評価につながることもあるのだと思いました。

〈机を拭く〉

用意するもの

・雑巾　・雑巾かけ

やり方

①机の上に置いてある物を片付ける。机の上が所定位置になっている備品も、いったん移動させる。

②机を上の図のように縦横に移動しながら拭く。木目がある場合は木目に沿って拭く。

③机の縁を「ロ」の字に拭く。

④移動した備品も拭いて、元の位置に戻す。

⑤雑巾を洗って干す。

工夫と配慮

・机を拭いた後で、移動した物を元の位置に戻すことを忘れがちだが、すぐに「○○は?」と口を出さないで、なるべく本人に気づかせる。

・「いったん横に置いておき、後で忘れずに戻す」は、掃除や調理でも培われる力。

ひとこと

掃除や片付けを頼む時に、よく「そこ、きれいにしておいて」などと言いますが、「きれいにする」という言葉は抽象的で、子どもたちに伝わらない場合があります。物を移動して片付けると解釈する子もいれば、拭き掃子もいます。

例えば、使う時以外は「机の上に物を置かない」「使い終わったら元の位置に戻す」というルールを伝えたほうが、理解しやすいでしょう。

また、片付けを教える際は、「①箱や棚に物を入れる」「②同じ物を集める・重ねる」「③同じ物を並べる・そろえる」を基本とし、箱や棚には文字・写真・イラストでそこに入れる物を示すようにすると、分類の仕方がわかりやすくなります。

机の上をすぐに散らかしてしまう子どもには、マスキングテープなどで枠線を作り、置いてよい場所と空けておく場所を示すのもよいでしょう。

やってみました！

曖昧な言い方では伝わらない

家で掃除をしている時に、知佳（10歳）に「机を拭いてね」と頼みました。机の天板を拭くのを頼んだつもりでしたが、ふと見ると、知佳は机の脚まで拭いていました。「机全体を拭く」と解釈したようです。

私は指示が明確でなかったことに気づき、その時は「ありがとう」とお礼を言い、次からは机のどこを拭くのかを具体的に伝えるようにしました。

自分から気づいて行動

ちはる（10歳）は、一つのことを覚えるのにすごく時間がかかりますが、一度獲得すると、「毎日の与えられた仕事」と思っていきいきと取り組んでくれます。それに「あてにされている」ということが、本人には嬉しいようで、得意げな顔をしています。

我が家では毎日、ちはるにテーブルを拭かせていますが、最近は「テーブルが汚い」と本人が気づくようになりました。役割を担うことで、新たに見えるものがあるのだと思います。

ひとこと

ショッピングモールのフードコート、カフェやコンビニのイートインスペースなど、街には気軽に飲食できる場所が色々あります。

セルフサービスの場所は、前の利用者によってテーブルが汚れた状態になっていることも。そんなテーブルに当たってしまうと気分よく食事できません。自分たちが利用する場合は、使用前後にテーブルを拭いておくことをマナーとして身につけたいものです。

8 家事 洗濯の仕方を覚えて、いつも清潔に

洗濯物は毎日出ます。素材に適した洗い方を覚え、洗濯を習慣化して、いつも清潔な衣類を身につけられるようにしましょう。

ねらい

身につけた下着や衣類、使用したタオルや寝具など、洗濯物を放置すると、汚れやしみ、臭いが落ちにくくなります。清潔な衣類を着たり、使ったりする心地よさも教えましょう。また、素材によって適した洗い方があることも教えます。

用意するもの

〈洗う〉

・洗濯する衣類　・洗濯ネット
・洗剤　・柔軟剤　・洗濯板
・タライ（大きめの洗面器）

やり方（洗濯機）

①衣類のポケットの中に物が入っていないかを確認する。
②色の濃い服と白っぽい服を分け、汚れのひどいものは石鹸などで下洗いする。
③下着や衣類を分類して、洗濯ネットに入れる。
④洗濯機に洗う物を入れて、洗い方のコースを選ぶ（洗濯機の使用方法に従う）。
⑤指定された量の洗剤や柔軟剤を入れ、洗濯スタート。
⑥洗濯が終わったら、取り出して洗濯カゴに移す。
⑦洗濯機のくず取りネットのゴミを捨てる。

やり方（手洗い）

①タライか大きめの洗面器に、水かぬるま湯を入れる。
②手洗い用洗剤を入れて、かき混ぜる。
③**〈レースやニットなど〉**衣類をたたんだ状態で洗剤水に浸け、やさしく押し洗い。衣類が浮いてくる場合は、押して空気を抜きながら沈める。
〈下着や靴下など〉洗濯板をタライに入れて、汚れ部分を板

汚れのひどいものは下洗い

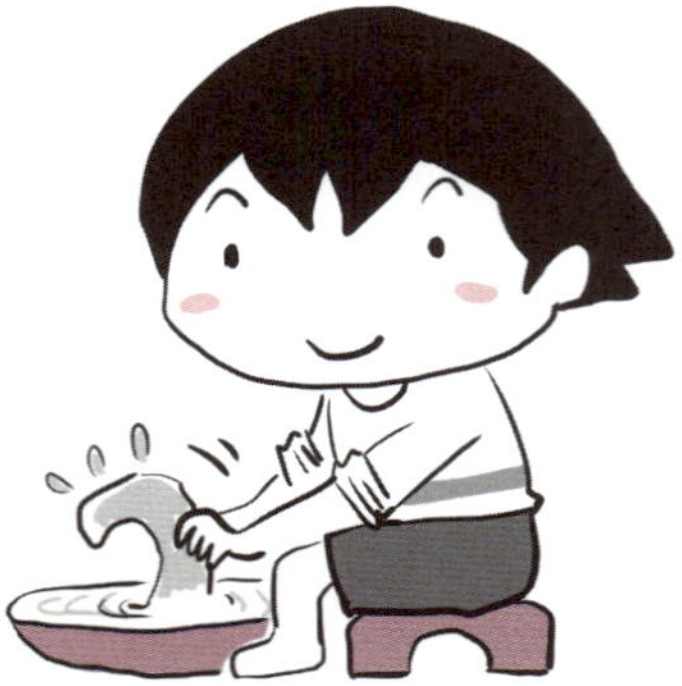

風で飛ばされないように干す

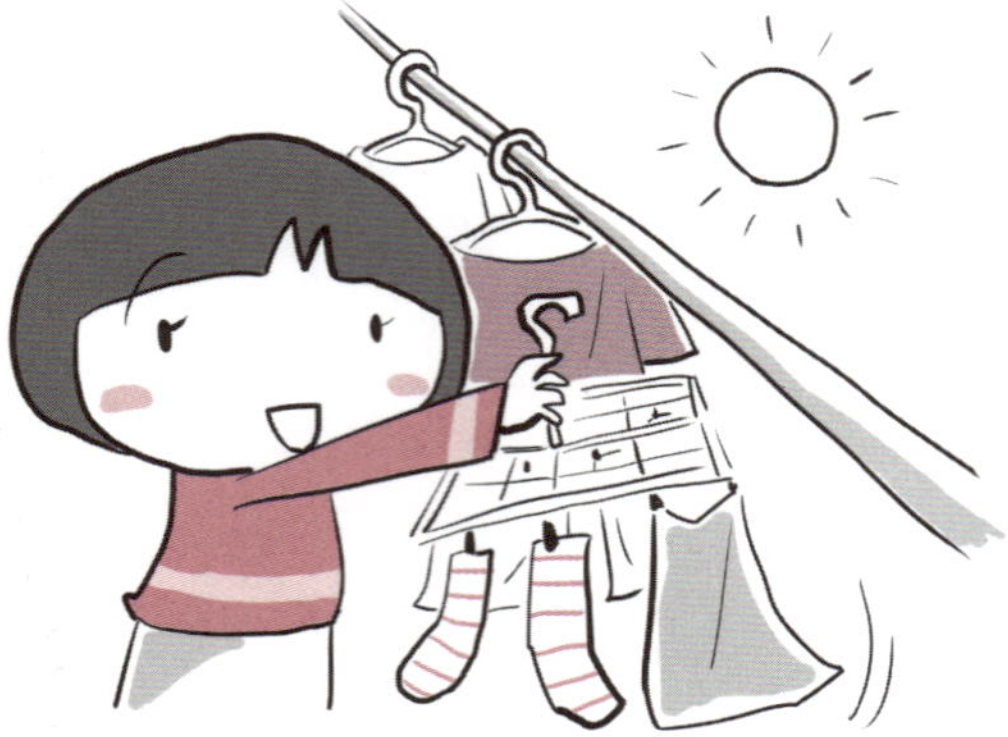

ポケットの中を確認してから洗濯機へ

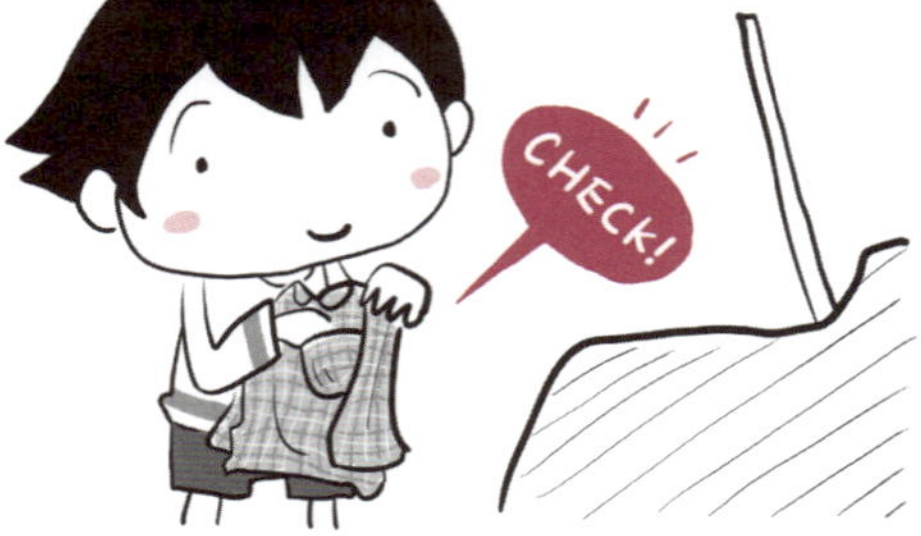

乾いたら、たたんで収納

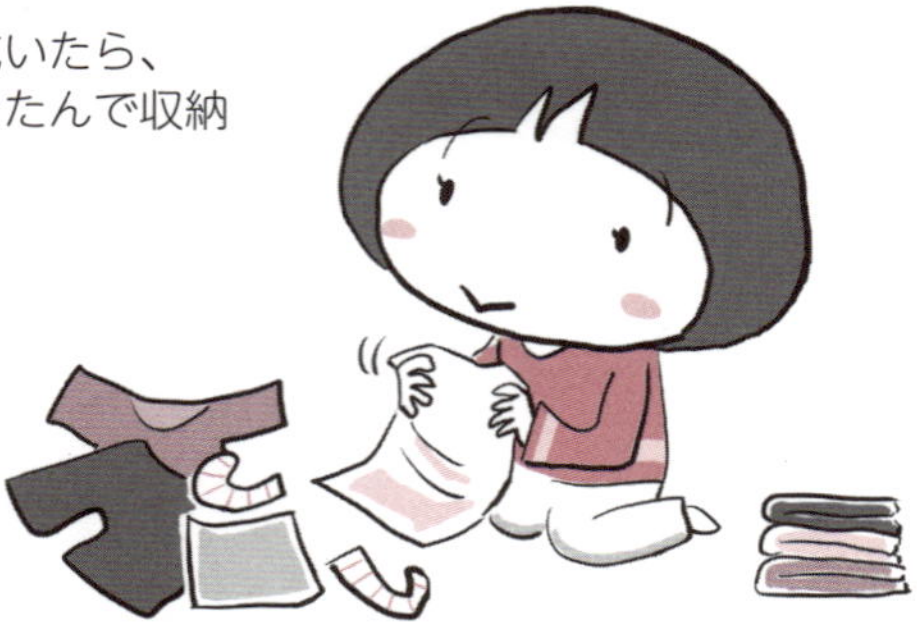

に当てた状態で上下にこする。

④洗濯物をネットに入れて、洗濯機で1分ほど脱水する。

⑤洗面器にきれいな水を入れて、洗濯物をすすぐ。

⑥④と⑤を2回ほど繰り返す。

⑦水をはった洗面器にキャップ半分程度の柔軟剤を入れて、洗濯物を浸ける。

⑧洗濯機で1分ほど脱水するか、乾いたタオルで挟んで水分を取る。

⑨洗濯物を軽く振ったり叩いたりしてしわを伸ばす。

工夫と配慮

・洗剤の量がわかりにくい場合は、**キャップに線を書いて印を付ける**。

・手洗いする衣類は、「洗濯表示を見る」「お出かけ用の服」「布地がうすい」など**仕分ける際**

のポイントを具体的に教える。

〈干す〉

用意するもの

・洗濯カゴ ・洗濯バサミ
・ハンガー ・物干し竿
・フリーピンチハンガー
・雑巾

やり方

①雑巾で物干し竿を拭く。
②洗濯物を干す。

工夫と配慮

・タオルなどの四角いものは、角をそろえて干す。
・シャツやトレーナーなどの衣類は、しわを伸ばしてからハンガーに通して干す。
・靴下や下着、ハンカチなど小さなものは、フリーピンチハンガーに干す。
・ズボンやバスタオルなどは、風で飛ばされないように洗濯バサミ等で固定する。
・洗濯バサミやハンガーなどの道具は、プラスチック製、金属製など素材が多様。強度や重さも異なるので、子どもが扱いやすいタイプを選ぶ。
・布団を干す時は、日に当たるようにベランダか竿に干し、布団バサミで止める。

こんな時はどうする?

Q:衣類をハンガーにかけるのが下手で、形崩れしたり、乾きにくくなっています。

A:濡れた衣類を扱う前に、乾いた衣類で経験を重ねましょう。帰宅した時に、上着や制服など、自分が脱いだ衣服をハンガーにかけることから始めてみてください。また、ハンガーはかけ外しのしやすいものを選びましょう。

ひとこと

毎日洗う、数回着たら洗う、週に1回洗うなど、衣類によって洗うタイミングは様々。「肌との接触が多いものほど頻繁に洗う」を判断基準にするとよいでしょう。

最も汗や皮脂の汚れが付きやすい肌着や下着、靴下は、一度着用したら洗う。下着の上に着るシャツなども、夏場は毎回洗濯します。冬に着るニット類は肌との接触が少ないですが、外気の汚れや汗の吸収があります。脱いだらブラシでほこりを払い、数回着用または週に1回のペースで洗うとよいでしょう。

また、洗濯でも落ちないしみが付いた服、家の洗濯機では洗えないコート類はクリーニング店を利用しましょう。

9 家事

手順書を読んで実行してみよう

書いてある手順に沿って行動することで、やり方を学ぶとともに、指示内容を理解して実行する経験を重ねます。

ねらい

文字で書かれた指示は、再度読み直すことができ、口頭による指示よりも時間をかけて確認できます。文章による指示内容を理解する力は、大人になってからとても役に立ちます。身近にある様々な手順書を使って、その力を伸ばしましょう。大人は口出しするのを我慢して、子どもの挑戦を見守ります。

用意するもの

- 手順書（例：料理のレシピ、大人が作った家事〈掃除や洗濯など〉の手順書、本や雑誌のマニュアル、家電製品の取扱説明書など）

やり方

①子どもに手順書を渡し、一緒に読む。

②順番に従って1項目ずつ、一緒に取り組む。

③子どもが慣れてきたら、一人で手順書を読んで取り組ませる。大人は口を出さずに見守り、困った時だけ手伝うようにする。

〈手順書を作る時のポイント〉

- 工程を細かく分ける。「どこで」「何を」「どのように」「どうする」を明確にする。
- 専門用語には（　）を付けて意味を説明する。既製の手順書に対応できるようにするため、やさしい言葉への書き換えではなく併記する。
- わかりにくい工程は、イラストや写真で示して視覚化する。
- 作業が終わったら報告することも、手順の中に明記する。

〈家事の手順書の例〉

準備段階も手順に入れる

机を拭く		自分でチェックする（できたら○を入れる）	先生か大人がチェックする
1	水を入れたバケツと雑巾を準備する		
2	雑巾を水に濡らして絞る		
3	机を拭く		
4	汚れがないかを点検する		
5	バケツで雑巾を洗って絞る		
6	雑巾を広げて角を合わせて、雑巾かけに干す		
7	バケツの水を手洗い場に捨てる		
8	「できました」と報告する		

報告することも手順に入れる

「雑巾をどこに干すのか」「バケツの汚水はどこに捨てるのか」まで指示しておく

工夫と配慮

・親子で取り組みやすく、家族に喜ばれるのは料理。自作のレシピでも、料理本を利用してもOK。

・購入した家電製品のセットアップや、家具の組み立てなどの手順に沿ってチャレンジさせる。

・大人は、ダメ出しや指示を言うばかりや、不十分な点だけを指摘するのではなく、**まず「できていること」に注目**する。

・大人が先に手順書の内容を理解しておく。

ひとこと

高等学校でも職業訓練の一環で、掃除のマニュアルを作成して、やり方やルールを教えることがあります。子どもが通う学校にそうしたマニュアルがある場合は、家庭で手順書を作る際も同じ書式や説明の形式にするとよいでしょう。仕様が統一されていると、子どもにとってもわかりやすくなります。

こんな時はどうする？

Q：手順書を読まずにやろうとします。

A：まずは、そのままやらせてみて、うまくできなかった時に手順書を見直します。「手順書を見直したことでうまくできた」ことを意識させるのです。

手順が多すぎたり、一つの工程の説明が長すぎたりすると、読む気がなくなります。工程が多い場合は、まずは一部を提示するなど、子どもが把握しやすいように工夫します。

やってみました！

できていない部分は本人に気づかせる

翔太（9歳）は療育が終わると、先生から渡された「机を拭く」という手順書を取り組んでいました。最初は先生と一緒に1項目ずつ読み、雑巾を濡らして絞り、机を拭きます。拭き終わると、「ありがとう！　助かったわ」と声をかけられました。

2回目からは、先生は見守るだけで、翔太が自分で手順書を読んで取り組みます。「できました！」と報告したものの、雑巾が絞れていなかったので、机はべちゃべちゃに濡れていました。先生はわざとプリントを置いて、「あれ？　濡れてしまう」と一言。「机が濡れていたらどうなるか」を実感した翔太は、再び雑巾を絞って拭き直しました。

雑巾をしっかりと絞れていないことに自分で気づいてやり直したことで、次回からは絞り方が変わりました。また、手順書に自分でチェックすることで、作業の振り返りもできるようになりました。翔太はその後、家庭でも掃除に励んでいます。

ひとこと

「ちょっと」「きれいに」「やさしく」など普段使っている言葉の中には、曖昧でわかりづらいものがあります。「何を」「どれだけ」「どのように」するかを示しましょう。特に、家事や作業などは同じやり方で何度でもできるように、手順を示しておくのがおすすめです。家族間で共有できるため、人によってやり方が違うということも防げます。

コラム

指示した相手によって「やる・やらない」が問題に

家事の取り組みは、最初は喜んでやっていても、疲れていたり、他にしたいことがあったりすると、面倒に感じることもあるでしょう。また、学齢期になると、頼まれた相手によって、やったり、やらなかったり、区別する場合が見られるようになります。

こうした行動が、大人になってからも続くと問題です。決められた役割や当番をやったりやらなかったりする、上司が見ていればやるが、いなければ手を抜く、怒られそうな人から言われたことはやる、優しそうな人の指示はやらない……というように、相手によって態度を変えてしまうのです。

役割は、言われて行うよりも、自主的にやるほうが、自分も気持ちよいですし、周りからの評価も高まります。誰に指示されたわけでもないのに、毎朝、玄関掃除をしているのが社長の目に留まって評価を得た人もいれば、男性社員の指示は聞くのに、女性社員の指示は聞こうとせず、無視した中に社長夫人も含まれていたことが判明して職場にいづらくなった人もいます。

役割をするかしないかを「損得勘定」で決める人もいますが、社会は一人ひとりの意識で成り立っていることを、教えなければなりません。

子どもが小さい時から家庭で役割を担わせ、「あなたがしなかったら家族が困る」ということを経験させます。子どもが自主的にやってくれていることがあれば、「みんな助かっているよ」と感謝を伝えましょう。役割を担うこと、人のためにやることは、「損」ではなく、「徳」であると教えましょう。

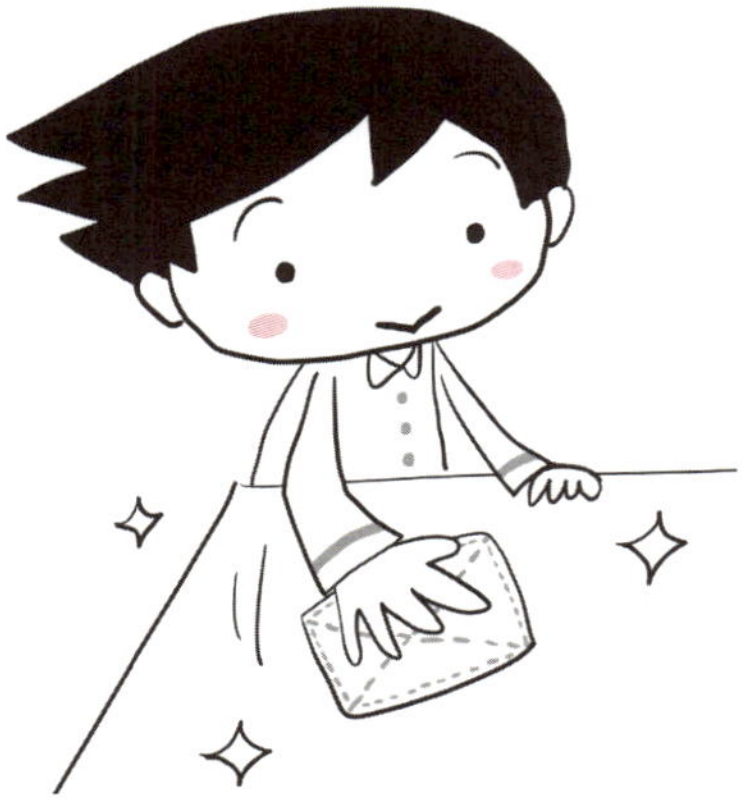

10 ピーラー、包丁、おろし器をマスターして料理名人に

道具を使う

生活の中には、様々な道具を使う場面があります。はじめは危なっかしく思えるかもしれませんが、やりやすいものからチャレンジして、正しい使用方法を身につけましょう。

ねらい

ピーラーや包丁、おろし器などの道具を使って、食材の皮をむく、切る、すりおろす――こうした道具を使う作業では、左右の手で違う動きをする必要があります。実際に扱うことで、手指の使い方が磨かれていくでしょう。左利きの子どもには、利き手に対応した道具を使います。

用意するもの

・ピーラー（Y型）・包丁
・おろし器　・まな板
・ボウル　・野菜（ニンジン）

やり方

〈ピーラー〉

①まな板の上にニンジンを横向きに置く。
②ピーラーを持つ手と反対の手で、ニンジンの葉のあるほう（太いほう）を押さえる。
③ニンジンにピーラーを当て、葉側から根に向かってスライドさせて皮をむく。
④むいた部分をずらして、同じように皮をむく（1周したら終わり）。
⑤使い終わったピーラーを洗って乾かす。

工夫と配慮

・Y型のピーラーは、刃の下の「あご」の部分を食材に当ててスライドすると、うまくむける。
・ジャガイモなど芽のある野菜は、ピーラーの芽取り部分を使って取ることも教える。
・ピーラーの扱いに慣れてきたら、野菜を手に持った状態で皮むきをしてみる。

やってみました!

少しずつ道具を使えるように

息子が小学2年生の頃は、定規を使って直線を引くのも難しく、ピーラーでの皮むきもなかなかできませんでした。

それでも、「道具を使うこと」をあえてやらせていました。定規が先か、ピーラーが先だったか忘れてしまいましたが、高学年の頃にはどちらもスムーズにできるようになっていました。

その後、料理は、道具をマスターしたことで、彼一人で作れるメニューが増え、今では家族のシェフとして腕を振るってくれる日もあります。とても助かっています。

〈包丁〉

やり方

①皮をむいたニンジンを、まな板の上に置く。

②包丁を持つ手と反対の手でニンジンを押さえる（指を伸ばした状態にしないように注意）。

③もう片方の手で包丁を持ち、料理に適した大きさ・形にニンジンを切る。

④使い終わった包丁を洗い、水気を取って片付ける。

工夫と配慮

- 包丁は本人の手の大きさに合った、切りやすいものを使う。
- 包丁の扱いに慣れてきたら、果物用ナイフなど小さいタイプも練習してみる。
- 料理書などを参考に、様々な切り方を実践する。
- 包丁を洗う時は、片面ずつ、背から刃先に向けて一方向にスポンジでこする（スポンジを往復させない）。
- まな板は、1㎝の目盛りがついたカッティングボードを使うと、長さや大きさの指示がわかりやすい（幅1㎝の短冊切り、等分に切るなど）。

やってみました!

失敗したほうが覚えやすい

娘は小学5年生の時に、家庭科の授業で教わった味噌汁を、家でも作ってくれました。「おいしい！」と家族が絶賛すると大喜びして、料理に興味がわいたようでした。「今だ！」と思った私は、包丁の扱い方と食材の切り方を教えることに。短冊切りは「七夕の短冊」、半月切りは「お月様の半月」などと教えて、文字や絵でも見せました。

難しかったのは「乱切り」です。「左手（食材を押さえるほうの手）を回しながら……」と説

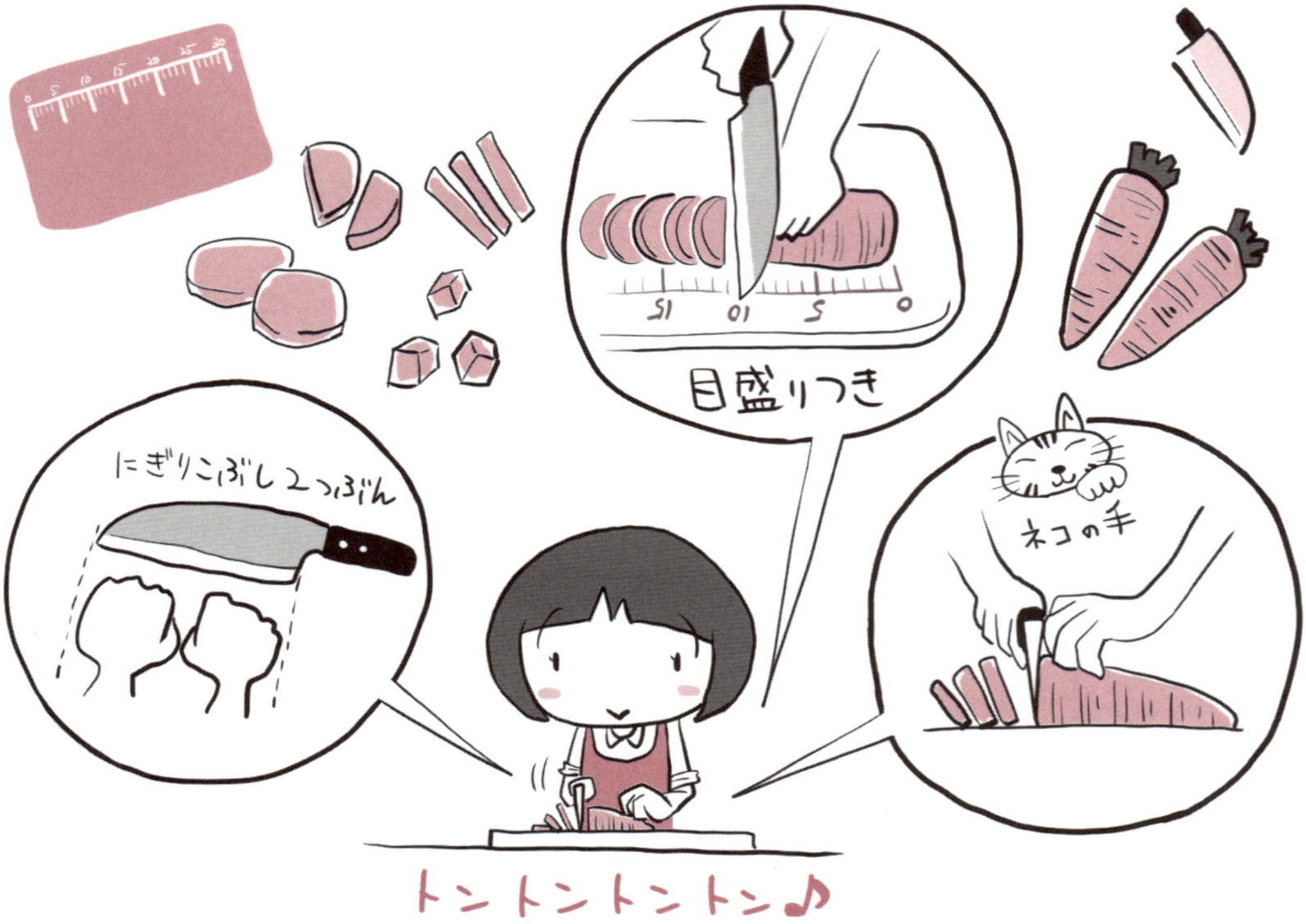
目盛りつき
にぎりこぶし2つぶん
ネコの手
トントントントン♪

明すると、娘は空中で左手を回していました。「まな板の上でだよ。見ておいて」と言ってやって見せても、本人はどこを見ればいいかわからない様子。手を添えて教えても伝わらず、最終的に、私が切ったものと娘が切ったものを比較させました。「なんでこうなると思う？」と考えさせ、「こうしてやるとできるよ」と教えていきました。

料理は、失敗させたほうが覚えやすいと感じました。次は失敗するまいと注意するので、教える私の手元をよく見るようになりました。

〈おろし器〉

やり方

①食材をすりおろしやすい大きさに切る。

②利き手で食材を持ち、反対の手でおろし器を固定して、消

しゴムを使って消す動作のように、食材を前後に動かしてすりおろす。

③すりおろして食材が小さくなった時は、手がおろし器に当たらないようにゆっくり動かす。または、ある程度のサイズでおろすのをやめて、食材を別の用途に使う。

やってみました!

ショウガのすりおろしは消しゴム使いに通じる?

優太郎（9歳）は、漢字練習が苦手で嫌がっていました。療育の先生に相談したところ、「漢字練習というより、消しゴムで文字を消す作業を苦手にしているのでは?」との指摘。

よく見てみると、確かに左手は紙をしっかり押さえられていないし、消しゴムも握り込んでいて、つまむように持てていませんでした。その結果、書き間違いを消そうとすると、すぐに紙がぐしゃぐしゃに。やる気が失せて、「もう、やりたくない」となっていたのです。

先生から、料理のお手伝いで、ショウガのすりおろしをさせることをすすめられました。最初はまったくできませんでしたが、優太郎のすりおろしたショウガが料理に役立つと家族が喜ぶのが励みになり、だんだん上手になっていきました。同時に、消しゴムの使い方もうまくなり、漢字練習も嫌がらなくなりました。

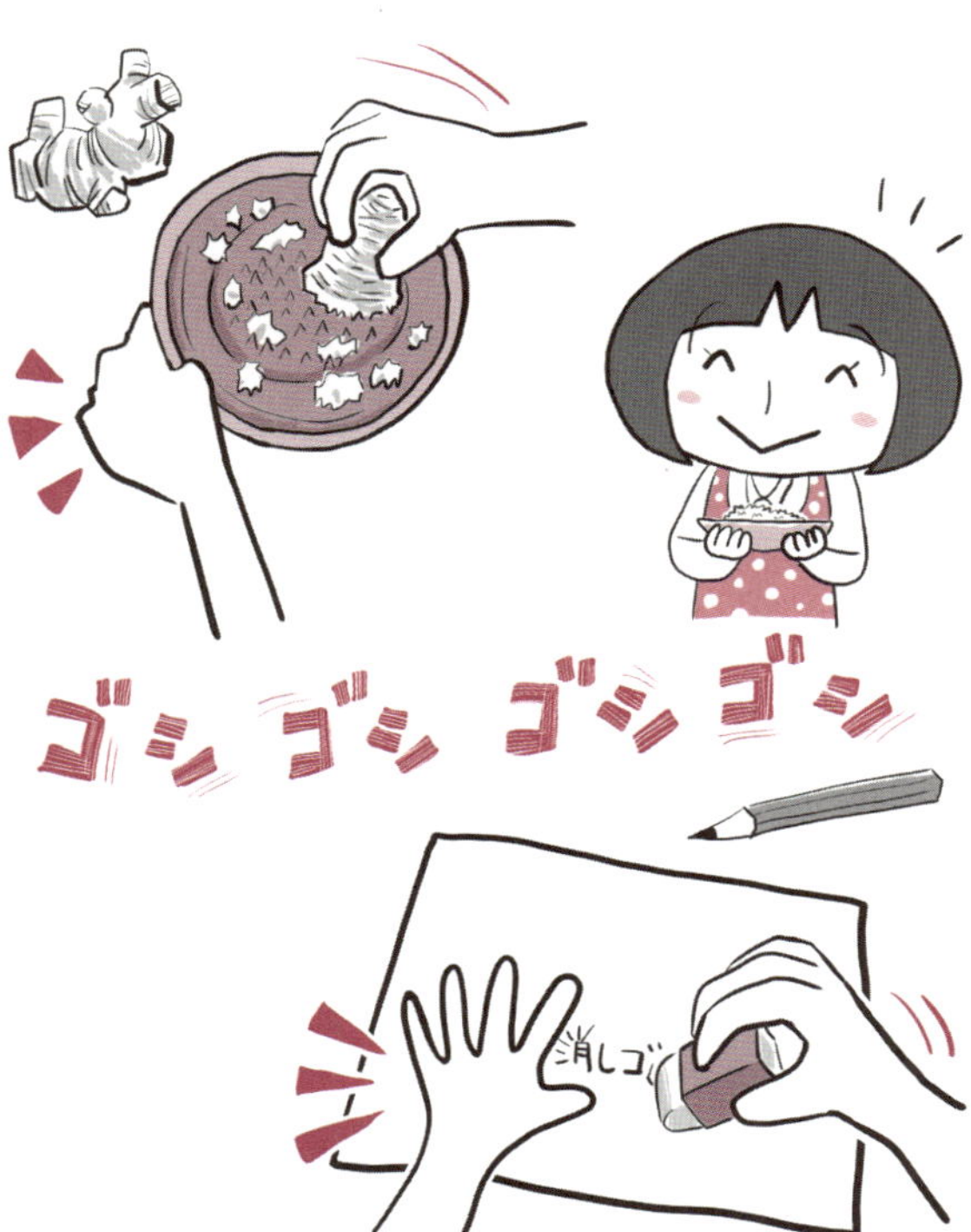

11 道具を使う

紐でくくる

紐でくくる動作を覚えると、新聞や雑誌を処分する時や、エプロンの紐や靴紐を結ぶ時などに役立ちます。

ねらい

新聞や雑誌、つぶした段ボールなどを、一つにまとめて処分する時、自転車の荷台に荷物を固定する時などに、紐は大活躍します。洋服や靴などの紐を結ぶ時にも役立ちます。

結び方を覚えるだけでなく、力任せに紐を引っ張ってちぎれてしまわないようにする、緩すぎて形が崩れないようにするなど、「力の入れ加減」も身につけます。

〈紐でくくる〉

用意するもの

・ナイロン製の紐　・ハサミ
・処分する新聞や雑誌

やり方

①紐をイラスト❶のように置く。
②紐が交差した部分に新聞を乗せる。
③イラスト❸のように、紐が輪になった部分を指で持ち上げ、上か横に伸びている紐のどちらか1本を輪にくぐらせる。
④もう一方の紐を持って十字形を作る。
⑤新聞の束が崩れないように、紐を引っ張って締め付ける。
⑥新聞の束の縁の位置で、紐を結ぶ。

〈蝶々結び〉

※P76のイラスト参照

用意するもの

①厚紙（菓子の空き箱など）の台紙（縦20㎝×横15㎝程度）に、縦5つ×横2列の穴をあける。
②2色の紐（例：赤色と青色）を長さ20㎝に切ったものを、それぞれ5本用意する。

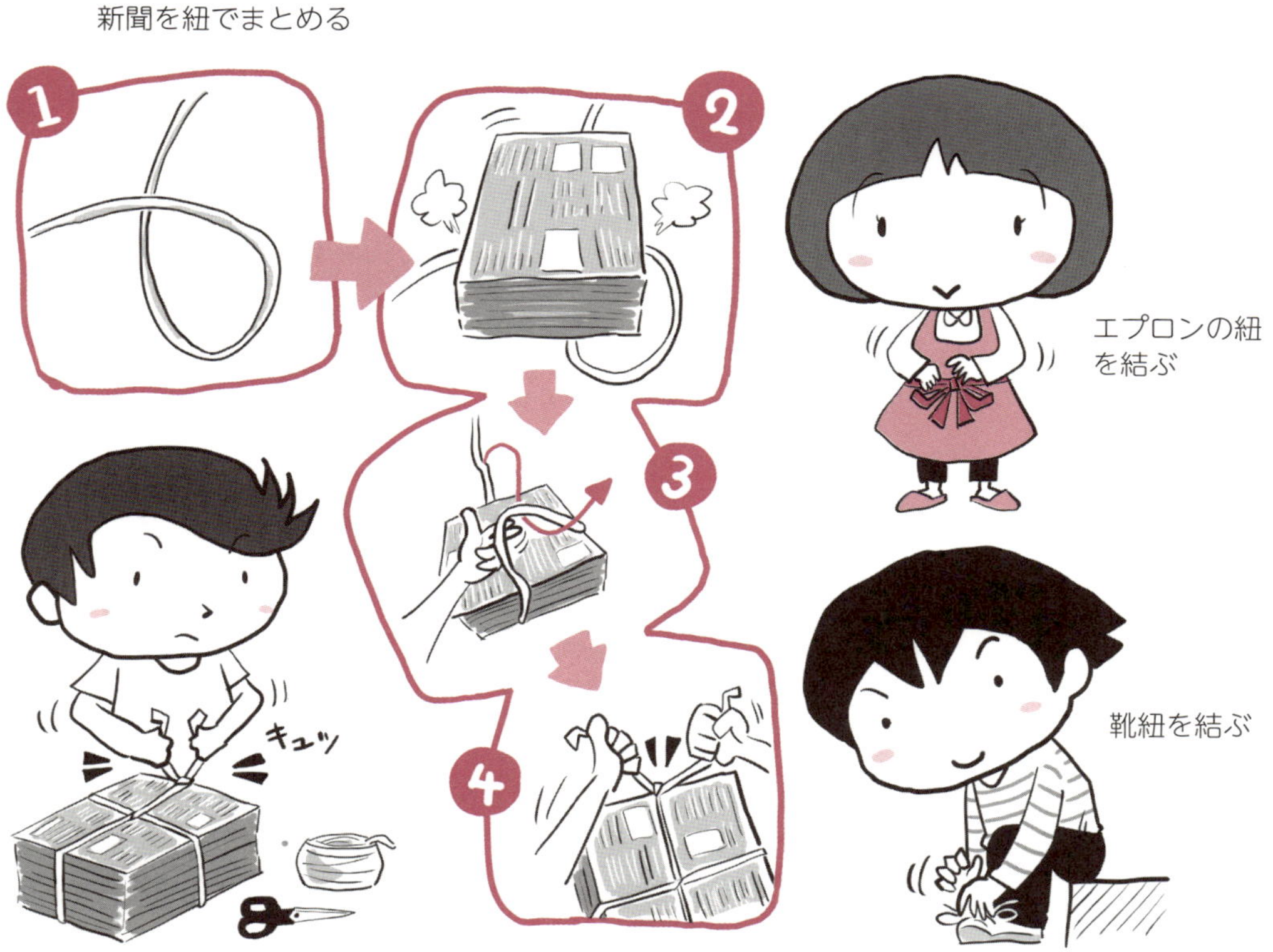
新聞を紐でまとめる
1
2
3
4
キュッ
エプロンの紐を結ぶ
靴紐を結ぶ

③台紙の右側の穴5つに赤色の紐を通し、裏面で結び目を作って固定する。同様に、左側の穴5つにも青色の紐を通して固定。

やり方

①右手に赤色の紐、左手に青色の紐を持つ。
②赤色の紐が青色の紐の上に来るように交差させて、1回結ぶ（赤色の紐が結び目の下になる）。
③左手の赤色の紐を輪にする。
④右手の青色の紐を、赤色の輪の上からかぶせ、輪にして、赤色の輪とかぶせた青色の紐の間に通す。
⑤赤色と青色の2つの輪を引っ張って、左右対称になるように整える。
⑥同様に4組の紐も蝶々結びにする。

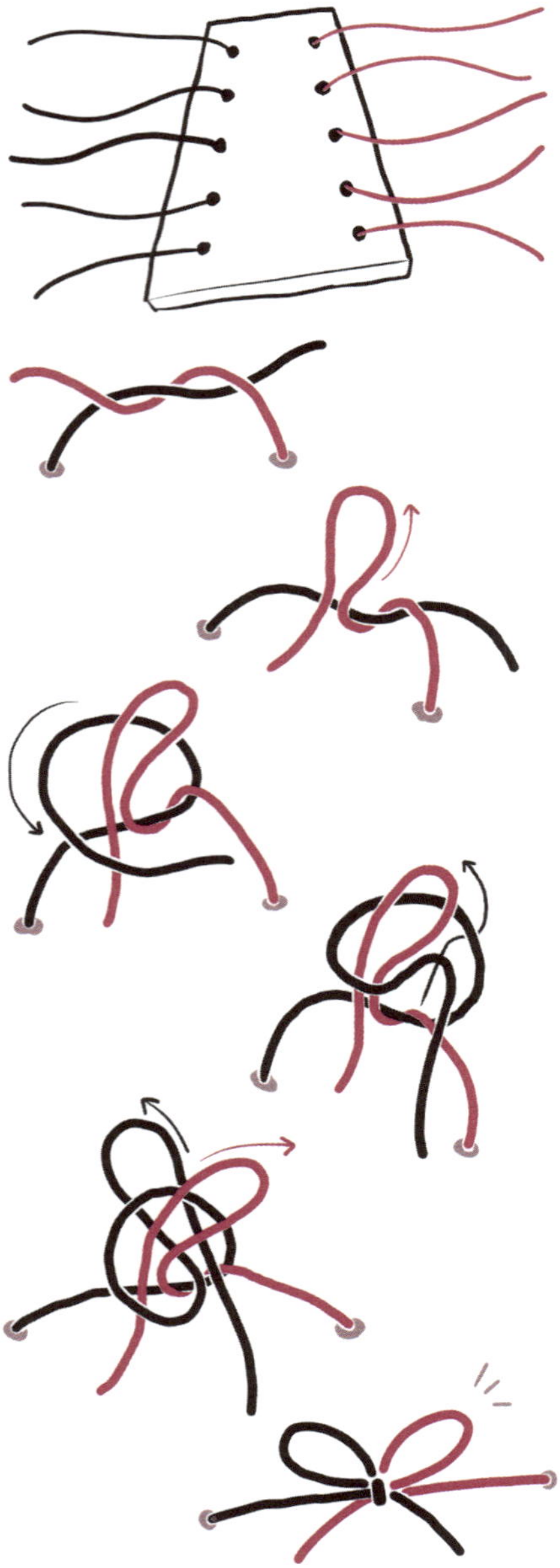

工夫と配慮

・初めて練習する時は、①②の工程のみを5回繰り返し、慣れてきたら③～⑤の工程に進むとわかりやすい。
・はじめは「手添え」で結び方を教えるが、慣れてきたら言葉だけで指示。その際、紐の色を言いながら説明するとわかりやすい。
・結び方を教える大人が熟練しておくことも大事。

やってみました！

中学校入学前に靴紐結びをマスター

中学校は白い紐靴を履いて通学するので、大介が小学6年生になった頃に、紐結びの練習を始めました。台紙で紐結びを何度も練習して、料理を手伝ってもらう時も、エプロンの紐を自分で結ばせました。

そして、いよいよ紐靴を購入。靴紐結びをやらせてみました。靴に足を入れた姿勢だと、いつもと違って手が使いにくかったようです。それでも、日々の訓練の成果で入学前にできるようになり、めでたく自分で紐を結んだ靴で入学式に参加できました。

12 道具を使う 正確に長さを測る、線を引く、線に沿って切る

長さを測ったり、線を引いたり、円を描いたり、切ったり、削ったり——学齢期になると、定規やコンパス、カッターナイフなどの道具を使う授業が始まります。

ねらい

定規、コンパス、カッターナイフなどの道具は、手先が不器用で苦手意識をもつ子どももいますが、物のサイズを正確に測ったり、図形の構造を理解したり、何かを工作する時に必要なものです。安全性に考慮しながら、持ち方、押さえ方、見るポイントなどを具体的に教えます。

用意するもの

〈定規〉

- 定規（15㎝、30㎝）・鉛筆
- 大学ノート（罫線あり）

やり方

①線を引く時は、鉛筆を持つ手と反対の手で定規を押さえ、芯の先端を定規に沿わせながら、ノートに線を引く。縦線・横線・斜め線などを引く。

②大人がノートの端と端に点を打ち、子どもが2つの点を結ぶ線を、定規を使って引く。

③線の長さを測る時は、大人があらかじめノートに線を引き、子どもが定規を使ってその長さを測る（定規の目盛りは、㎜と㎝を教える）。

④ノートや鉛筆など、身近にある物の長さを定規で測ってみる。

工夫と配慮

- 定規は、子どもの手の大きさに合った長さで、安定感のあるもの、シンプルで目盛りがわかりやすいものを選ぶ。
- プラスチック製、竹製など実際に使ってみると、違いを実感でき、自分の使いやすいタイプを選ぶことができる。
- 線が引けない時は、大人が後ろから手を添えてコツをつかませる。

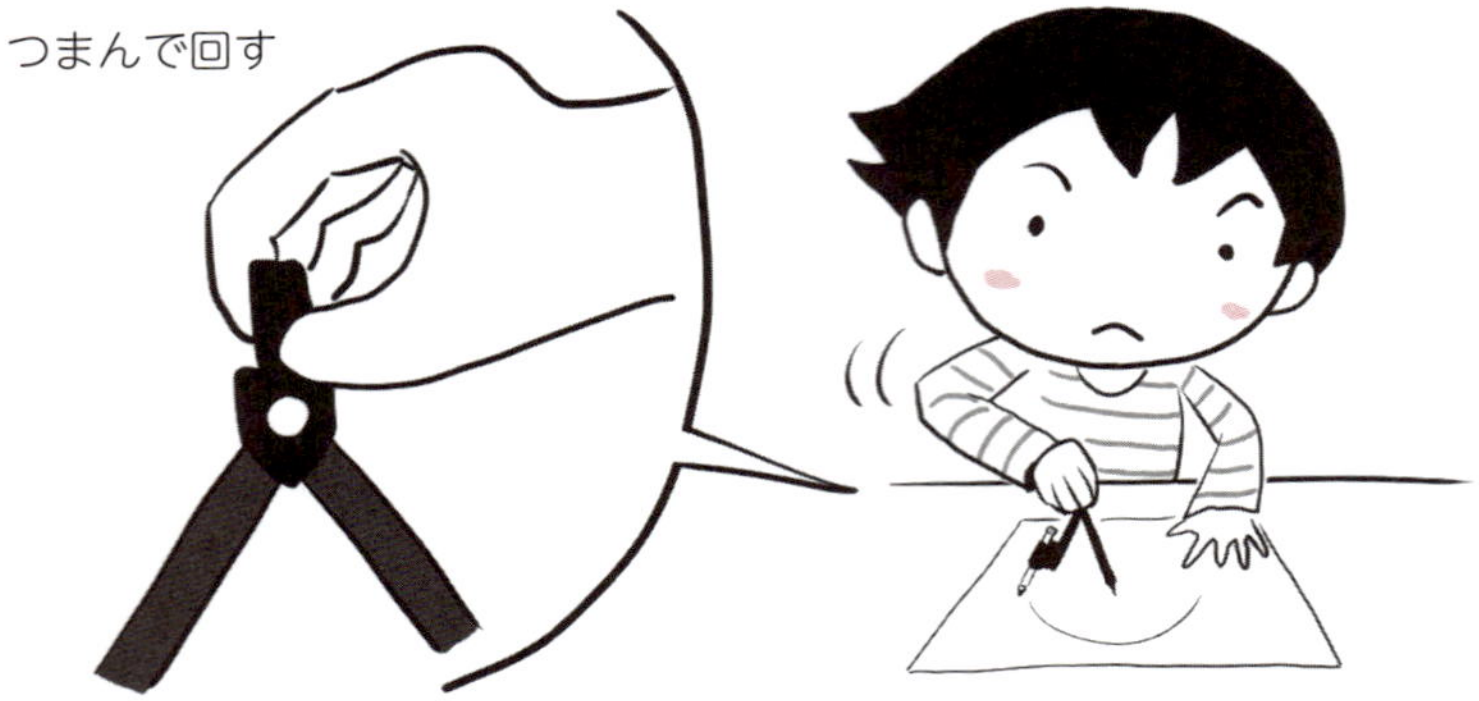

・子どもが線を引く時の、定規や鉛筆の持ち方を確認する。
・定規から指がはみ出ないように注意する。

〈コンパス〉

用意するもの

・コンパス　・定規
・ボール紙

やり方

①大人が、手本用の円とその中心点を紙に描く（パソコンで作成・印刷してもOK）。
②子どもが、円の半径を定規で測り、コンパスの足を広げて調整する。
③コンパスのつまみ部分を持ち、紙にコンパスの針を立て、鉛筆を紙に当てる。
④コンパスを進行方向に倒すようにしながら回して線を描く。
⑤描いた円の直径や半径を定規で測って確認する。

工夫と配慮

・最初は大きさにこだわらず、円を描く作業を繰り返してコンパスの扱いに慣れる。
・コンパスのどこをどう持つのかわからない子どももいる。手添えで回し方を実感させる。

こんな時はどうする?

Q：不器用でコンパスが上手に使えません。何かいい方法はありますか？

A：コンパスの使い方の導入として、まずは様々な大きさの円を画用紙に描きます。
筆者の療育ではコマ作りをしています。コマを作る際に紙に円を描くこと、完成したコマを回す際に軸をつまんで回転させること、どちらも指先を使って回転させる動作が必要です。

まず、大人が見本のコマを作り、それを回す練習から始めてもよいと思います。

〈コマ作り〉

用意するもの

・ボール紙　・定規　・鉛筆
・コンパス
・カッターナイフ（ハサミ）
・カッターマット
・マッチ棒（爪楊枝でも可）
※マッチ棒を扱う際は必ず大人が付き添う。

やり方

①大人が見本のコマを作り、回して見せたりして、「これから何を作るのか」をわかりやすくする。
②半径何㎝のコマにするかを決めて（例：5㎝）、定規で測りながらコンパスの足を広げる。
③ボール紙に鉛筆で中心点の印を付け、そこにコンパスの針を立てて円を描く。
④カッターナイフ（ハサミ）で円を切り取る（正確に切るほど回転しやすいコマになる）。
⑤円の中心点にコンパスの針を刺して穴を広げ、マッチ棒（爪楊枝）を通して軸にする。
⑥軸をつまんでコマを回す。

工夫と配慮

・見本のコマを作る際に、円に色を塗っておくと、回った時

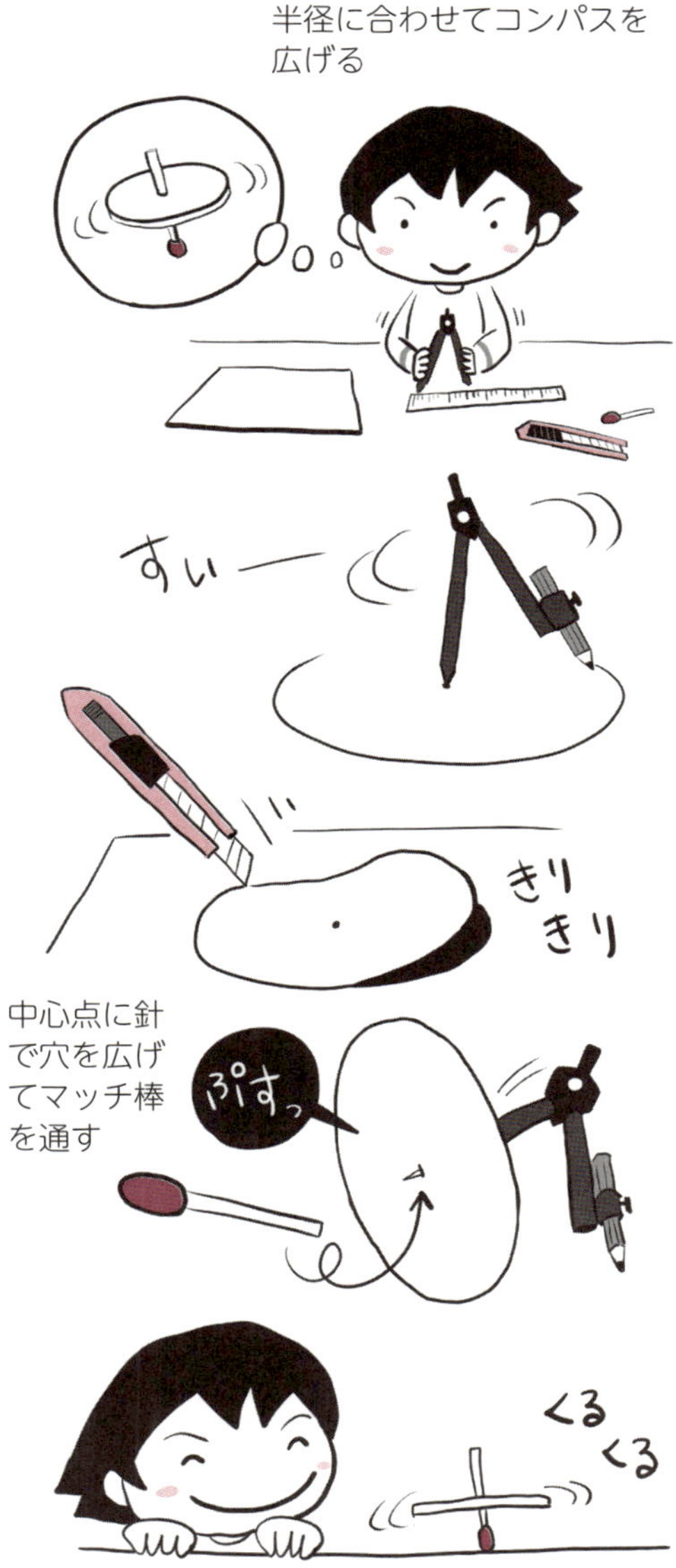
半径に合わせてコンパスを広げる
すいー
きり
きり
中心点に針で穴を広げてマッチ棒を通す
ぷすっ
くる
くる

に模様が現れて面白い。

・円を描く際に、「半径」「直径」などの言葉を出して、実際に長さを測ったりする。中心点を示す時も、「点」ではなく「中心点」という言葉を使う。

やってみました！

コンパスを持って自分が回る？

祐司は、小学4年生で初めてコンパスで円を描くことになりましたが、扱い方がわかりませんでした。「紙に針を刺して、回して描く」と教えたら、なんとコンパスを持ったまま自分が机の周りを回ったのです。

療育では、先生が後ろから手を添えて、指で持つ部分を教え、回し方を導き、祐司がコツをつかむまで何度も一緒に描いてくれました。

なんとか円が描けるようになったところで、今度はコマ作りに挑戦。はじめは円が歪んだり、カッターナイフでカーブに沿って切ることも難しかったのですが、記念すべき第1号が完成。みんなで見守る中、祐司がコマを回しましたが、バランスが悪く、すぐに回転が止まってしまいました。

それでも、第2号、第3号と作り続けるうちに回転が速くなり、みんなで大喜びしました。コマ作りとコマ回しに熱中するうちに、祐司はコンパスもカッターも上手に扱えるようになっていました。

〈カッターナイフ〉

用意するもの

・カッターナイフ
・カッターマット
・鉛筆　・紙　・定規

やり方

①カッターマットの上に紙を置く。
②切る部分をわかりやすくするために、あらかじめ線を引く。
③線に沿って定規を当て、利き手と反対の手で固定する。
④カッターナイフの刃を定規に沿わせて、線の部分を切る。
⑤上から下、左から右などの切る方向を教える。

工夫と配慮

・定規を押さえる手の指が、定規からはみ出ないようにする(刃で切らないように)。
・定規を使わずに切る時は、刃が進む方向に手を置かないように注意。

やってみました！

牛乳パックを切り開く

明日香（10歳）は療育で、飲み終えた牛乳パックを切り開く作業をしています。最初は、角の部分が切りづらく苦戦していましたが、先生はあえて気づかないふり。明日香が「手伝ってください！」と援助を求めた時だけ、手を添えて角の部分を手伝ってくださり、後はまた本人が切ります。

「できました！」と明日香が嬉しそうに報告すると、先生は「これは『展開図』といいます」と文字で書きながら示しました。さらに、切り開いたパックを元の形に組み立て直して、「直方体」という言葉も教わりました。明日香は不思議そうに「直方体……」とつぶやいていましたが、この経験が算数で立体を学ぶ際の理解につながってほしいと思いました。

後日、明日香と一緒に近所の収集所に牛乳パックを持っていきました。そこには紙やペットボトルなど様々な資源ゴミが分類されていて、「私のパックはここだ！」と自分で入れていました。この作業で、明日香は「リサイクル」という言葉も知り、ゴミの分別や廃品回収などを手伝うようになりました。

〈牛乳パックを切ってみよう〉

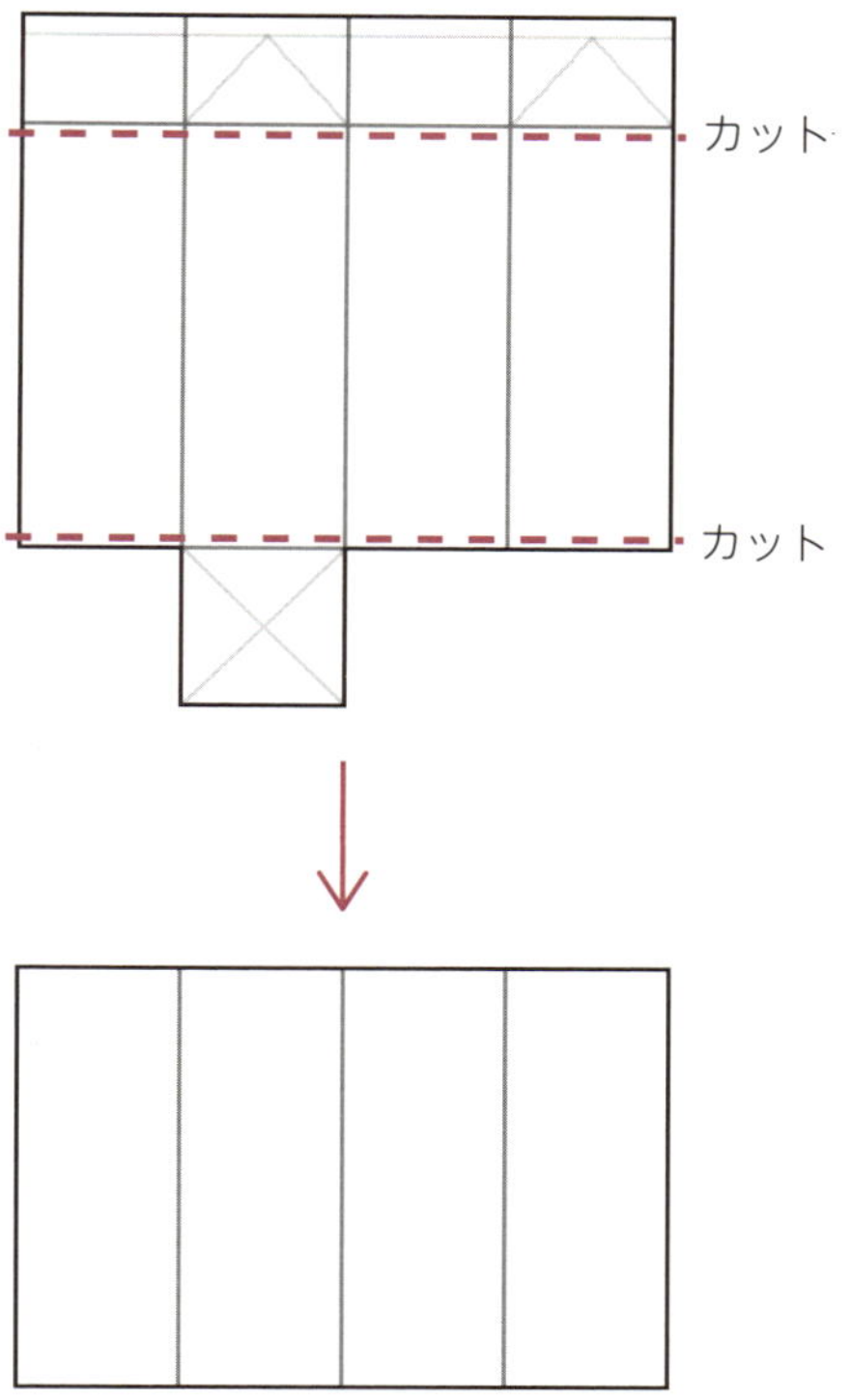

13

道具を使う

「0」を基準に測る

長さや量をはかる際の基点に「0」があることに注目させます。様々な計測の道具の「0」を知り、数値の理解を深めましょう。

ねらい

前著では数字や数量の教え方を紹介しましたが、数について学ぶ際に忘れてはいけないのが「0」の概念です。「0」は「何もない状態」であるだけでなく、「出発点」「基準」「基点」なども意味します。ここでは、基点としての「0」とともに、定規やメジャー、温度計、体重計など身近な道具を使って計測する方法を学びます。

用意するもの

・定規　・メジャー
・温度計、体重計（アナログ式）
・数直線（10㎝程度）を描いた紙

やり方

〈プラスとマイナスの理解〉

①大人が、図1のような数直線を描いた紙を作成。図2のように方眼紙を切り取って、紙に貼り付けてもOK。

②基点に「0」と書き込み、左側はマイナス、右側はプラスで示す。

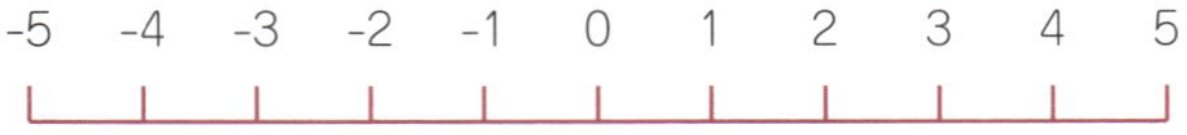

図1

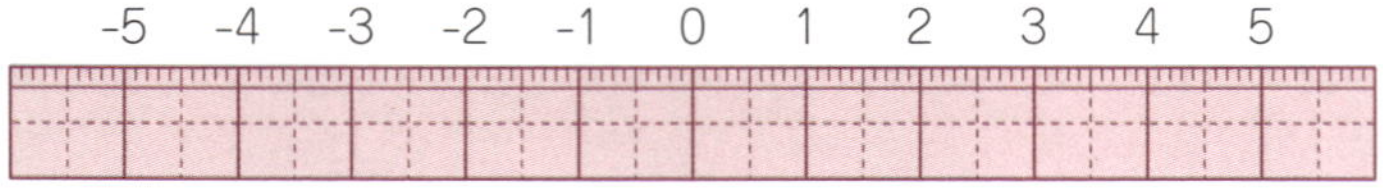

図2

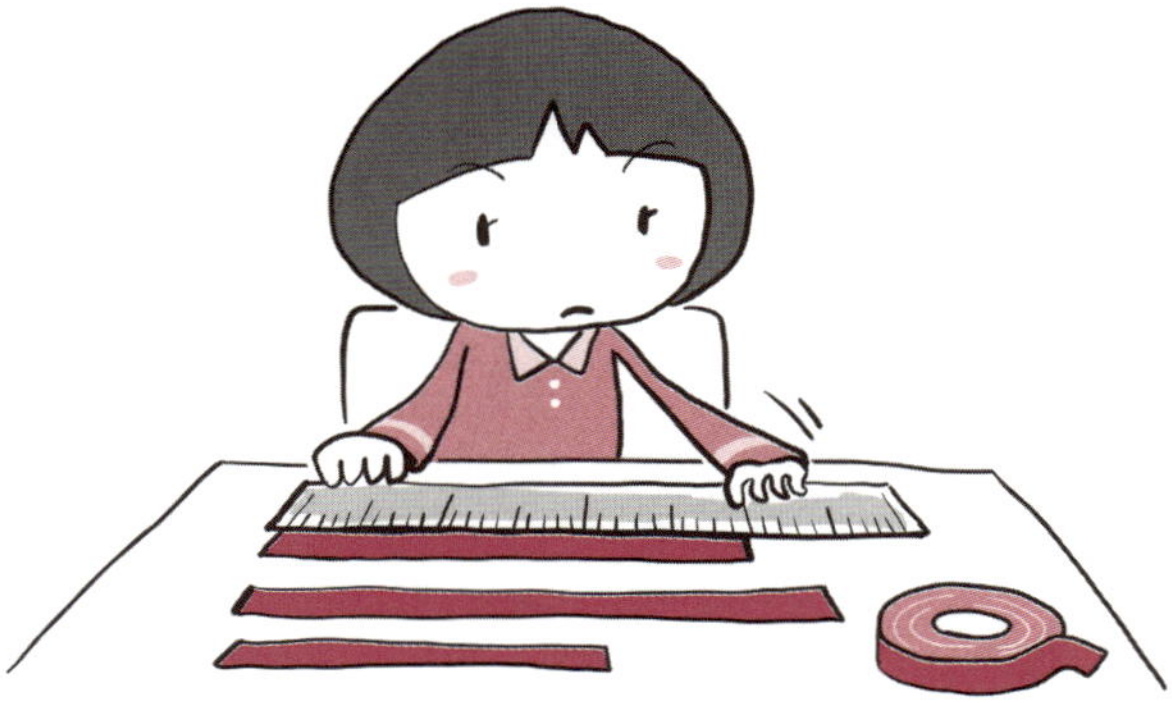

〈定規〉

①大人が1㎝幅の紙テープを何本か切り、台紙に貼るなどして固定する。

②子どもが紙テープの端を確認して、定規の「0」を合わせる。

③紙テープの端から端までの長さを定規で測る。

④測った紙テープを使って、様々な物の長さと比べ、メジャーの使い方へとつなげる。

〈メジャー〉

・身長や身の回りの物（家電製品、家具など）を、メジャーを使って測る。

・メジャーの「0」の位置を確認。先端に余白のないタイプには「0」や「1」の記載がないので、「2」の目盛りまでが20㎜であることを確認させる。

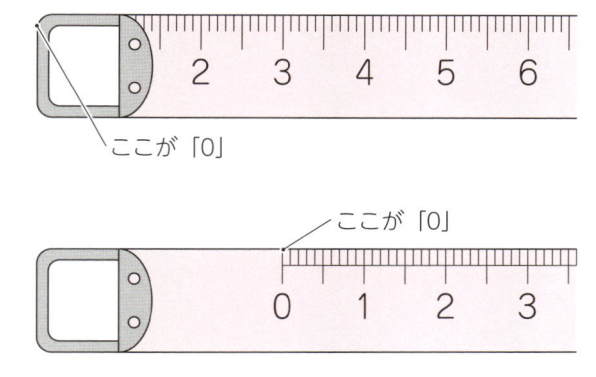

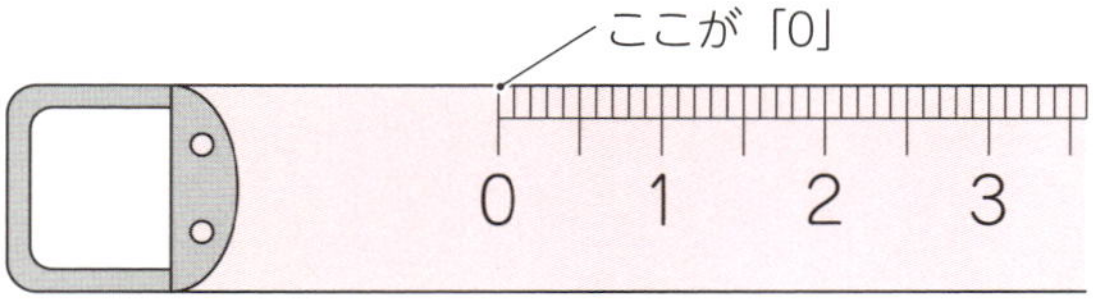

〈温度計〉

①温度計の「0度」の位置を確認する。

②プラスになるほど温度が高く、暑く（熱く）なり、マイナスになるほど温度が低く、涼しく（冷たく）なること、気温がマイナスの時は「氷点下」と呼ぶことなどを教える。

③気温や調理用の温度計など、日常的に使うもので目盛りを読んでみる。

〈体温計〉

・日頃から、体温計で自分の体温を測り、「平熱」が何度くらいかを知っておく。

・平熱を目安に、風邪や病気を察知する手掛かりになること、

容器に入れて量る時は、容器を載せた状態で目盛りを「0」に合わせる

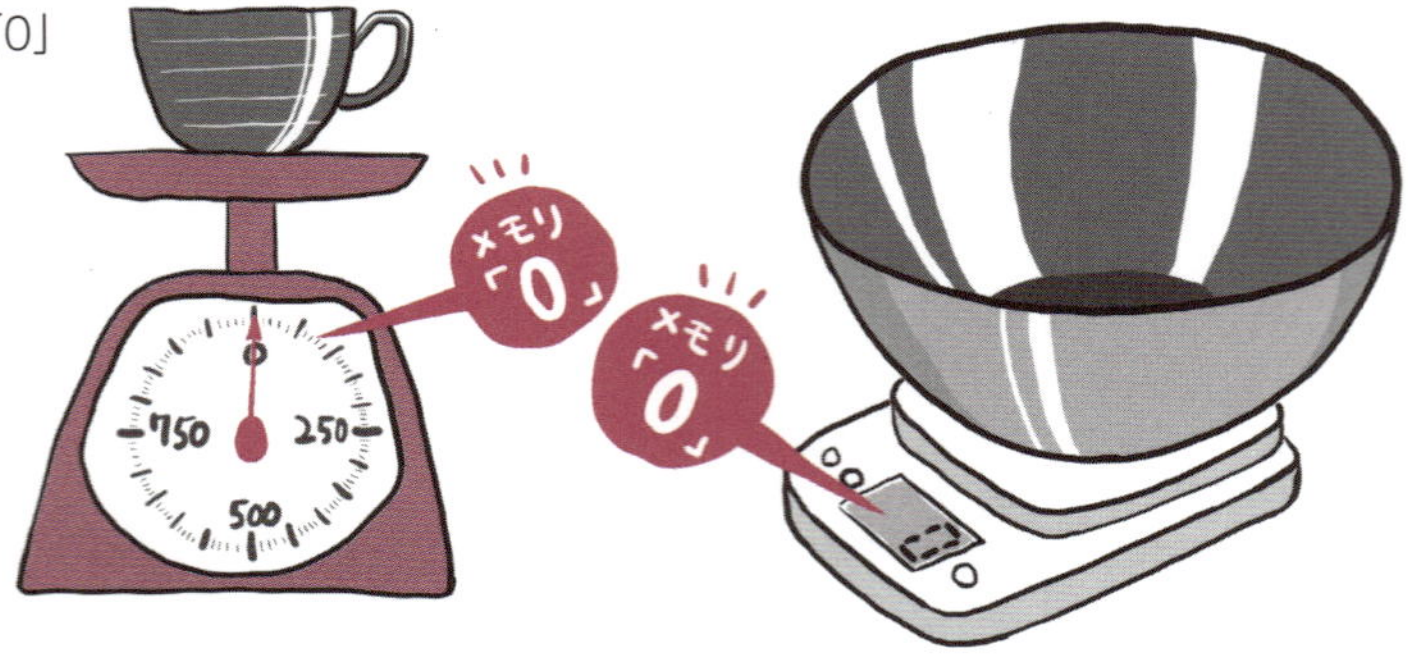

体調を管理することを教える。

・「体温が〇度以上ある時は、学校や仕事を休む」などの**判断基準**を教える。

・電子体温計も、使い方を教えておく（電源の入れ方、体のどこに挟むか、測る時間、音が鳴ったら計測終了など）。

〈はかり〉

・「g（グラム）」「kg（キログラム）」など質量の単位を教える。

・重さを量る前に、**目盛りを「0」に合わせる**ことを教える。量る物をそのままはかりに載せる場合と、容器に入れた状態ではかりに載せる場合では、「0」の合わせ方が異なる。「風袋引き」の考えもあわせて教える。

〈身長・体重の測定〉

・定規やティッシュ箱などを頭に載せて壁の前に立ち、背の高さを壁に鉛筆で印を付け、それをメジャーで測る。

・自分の身長がわかると、体の成長、職業や乗り物などの「身長制限」の理解につながる。

・定期的に、体重計で自分の体重を測る。

・アナログ式の体重計の場合は、測る前に目盛りが「0」に合っているかを確認する。

・特に成人の場合、日頃の体重測定が肥満予防にもなるので、適正体重の目安を教えておく。

やってみました！

定規やメジャーを複数用意

　息子が小学校3年生の時に「測ること」を教えようとしましたが、目盛りのどこを見ればよいかわからない、基点を「0」

に合わせられないなど、簡単にはいきませんでした。

そこで、様々な「30㎝定規」を買ってきて、定規そのものの長さを比べさせました。それぞれ余白部分の幅が異なるので、息子も「あれ？ ちょっと違う」と気づきます。すかさず「そうでしょう？ 余りがあるね」と「0」の位置が違うことを示しました。そして、同じ長さの線を、プラスチック製や竹製の定規で測らせていきました。

「0」の基点がわかったので、メジャーにも挑戦。洋裁用や金属製など複数を用意しました。箱や靴、ズボンなど身近にある物から息子自身の腹囲まで、様々な立体を測らせます。息子のウエストと同じ長さの線を紙に描かせて、それを切り取ってお腹に巻いて「同じ」であることを経験させたりもしました。

心掛けたのは、「見たらわかるでしょう？」「何でわからないの？」を絶対に言わないこと。とにかく経験させて、自分で気づくようにし、わからなかった時は「また今度、測ろうね」と持ち越します。作戦を練り直すとともに、息子を追い詰めないように、時間をかけました。

長さや重さ、単位の概念、計測方法などがわからないままだと、本人は将来困るでしょう。「今すぐ理解できなくてもいい。触らせるだけでもいい。いつかできるようにしよう」という思いでした。なるべく焦らず、息子から「またやる！」と言ってくるように仕向けました。

14 お金の管理と予定の管理を同時に学ぶ

お金とスケジュール

自分のお金を自分で管理するために、「お金カレンダー」を利用してみましょう。いつ、いくら使うのかを考えることで、スケジュール管理についても同時に学べます。

ねらい

生活する上で、お金や時間を自分自身で管理できるようになることが重要です。管理とは、「未来」の予定を踏まえて「今」どうするかを判断することです。「お金カレンダー」を使って、1か月1000円の小遣い管理に挑戦しましょう。

用意するもの

- ウォールポケット（カレンダータイプ）
- 今年のカレンダー　・ハサミ
- 週カード（3×5㎝程度、7枚）
- 1か月分の小遣い（十円玉、五十円玉などできるだけ小さな硬貨で準備）

やり方

①7枚のカードに「日～土」の曜日を記入して「週カード」を作り、ウォールポケットの1段目に入れる。

②今月のカレンダーにスケジュールを書き入れる。

③カレンダーの「月」の数字と「日付」（スケジュールを書いた部分も含む）を切り取って、ウォールポケットに入れる。

④1か月の小遣いの額を決めて、なるべく細かい硬貨で渡す。

⑤子どもが、「お金を何に使いたいか？」を自分で考え、使う予定の日のポケットにお金を入れる。

⑥使う日になったら、お金をポケットから自分の財布に移して使う。

⑦1か月が終わったら、子どもが大人に「お金を何に使ったのか」を報告し、残ったお金があれば、それをどうするか子どもが決める。

〈お金カレンダーでお小遣いの管理〉

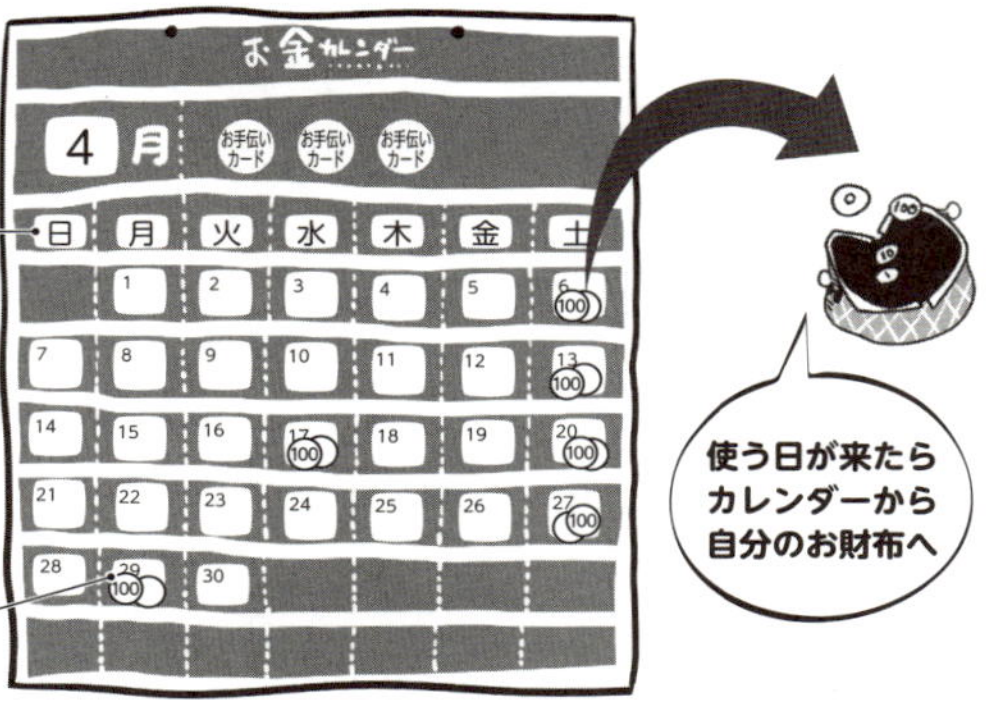
週カード
使いたい日にお金を振り分けてポケットに入れる
使う日が来たらカレンダーから自分のお財布へ

⑧次の月の「月」「日付」と入れ替えて、同じように小遣いの管理をする。

工夫と配慮

・「週カード」は、カレンダーの曜日部分を切り取ったものでもOK。

・次の月の「日付」を入れ替えることで、1か月の始まりが必ずしも同じ曜日にならないことの理解につなげる。

・渡した小遣いは子どもが自由に使えるお金なので、大人は**使い道に口出ししない**。

・月の途中で小遣いが足りなくなっても、**追加のお金は渡さない**。決まった額で1か月間やりくりすることを教える。

・ポケットにお金が入っていない日は、お金が使えない。「0円の日＝お金がない」ということが目で見てわかる。**「お金がなければ買えない」という実体験**をしていく。

ひとこと

長さや重さの他に、お金にも「0」の状態があります。財布の中にお金が入っていない状態が「0円」というのは、見た目でわかりやすいです。

難しいのは、商品やサービスの契約の場面でよく出てくる「初期費用0円」や「年会費0円」といった表現です。その物自体の費用はかからなくても、それを利用するための費用が別にかかる。初年度の年会費は無料でも、月々の利用料はかかる。「0円＝タダ」ではないということも理解する必要があります。

15

お金とスケジュール

自分でスケジュール管理——1日〜1か月

スケジュール（予定）を立てることで、人との約束を忘れないようにしたり、やるべきことを行動に移せるようにしていきます。

ねらい

生活習慣が身についてきたら、1日24時間を1時間単位で示し、使うお金の予定を立てて、それを実行する練習をします。その次は、1週間、そして1か月、1年単位で予定を入れられるようにしていきましょう。

やり方

〈1日単位〉

①0〜24時の1時間単位のスケジュール表を用意する。

②必ず実行したい事柄や約束事を、1時間単位のスケジュールに書き込む。

③夕食後に今日一日を振り返る。

〈1週間単位〉

①1週間単位のスケジュール表（日曜始まり）を用意する。

②日〜土の曜日の並びを教える。

③その週にあるイベントや忘れてはいけない事柄、やろうと思っていることなどを、子ども自身がスケジュール表に鉛筆で書き入れる。

〈1か月単位〉

①1か月単位のスケジュール表（日曜始まり）を用意する。

②その月にある予定を、大人と一緒に、または子どもが自分で考えて記入する。

工夫と配慮

・スケジュール表は、手作りでも市販の手帳やカレンダーを利用したものでもOK。枠の大きさや文字の配置などがわかりやすいものを選ぶ。

・1か月単位のスケジュールは1日分の記入欄が小さいので、「時間」「目的」「場所」「予算」など主要な予定のみを書き込

5分／1時間

06：00	起床
06：05	トイレ
06：10	洗顔
06：15	着替え
06：20	
06：25	
06：30	マラソン
06：35	
06：40	
06：45	
06：50	
06：55	
07：00	着替え
	朝食

5分刻みのスケジュールを1時間単位のスケジュールへ

1時間／1日

00：00	
01：00	
02：00	
03：00	
04：00	
05：00	
06：00	起床　マラソン
07：00	
08：00	
09：00	出かける準備
10：00	10時にボーリング大会
11：00	↕
12：00	↕
13：00	2時にボーリング大会終了
14：00	
15：00	おばあちゃんが来る
16：00	
17：00	
18：00	
19：00	
20：00	
21：00	
22：00	
23：00	

1日／1週間

例：夏休みのスケジュール

	日	月	火	水	木	金	土
06：00	マラソン	マラソン	マラソン	マラソン	マラソン	マラソン	マラソン
08：00	朝食	朝食	朝食	朝食	朝食	朝食	朝食
	学習	学習	学習	学習	学習	学習	おじいちゃんの家
10：00		プール	図書館	プール	図書館	プール	
12：00	カレー作り	帰宅、昼食	帰宅、昼食	帰宅、昼食	帰宅、昼食	帰宅、昼食	昼食
14：00		散歩	友達の家へ行く	工作	工作	友達の家へ行く	買い物
16：00	洗濯物取り入れ	風呂掃除	トイレ掃除	風呂掃除	トイレ掃除	風呂掃除	
18：00	買い物 夕食	買い物 夕食	買い物 夕食	買い物 夕食	買い物 夕食	買い物 夕食	夕食作り
20：00	テレビ、ゲーム	テレビ、ゲーム	テレビ、ゲーム	テレビ、ゲーム	テレビ、ゲーム	テレビ、ゲーム	テレビ、ゲーム
	入浴	入浴	入浴	入浴	入浴	入浴	入浴
22：00	就寝	就寝	就寝	就寝	就寝	就寝	就寝

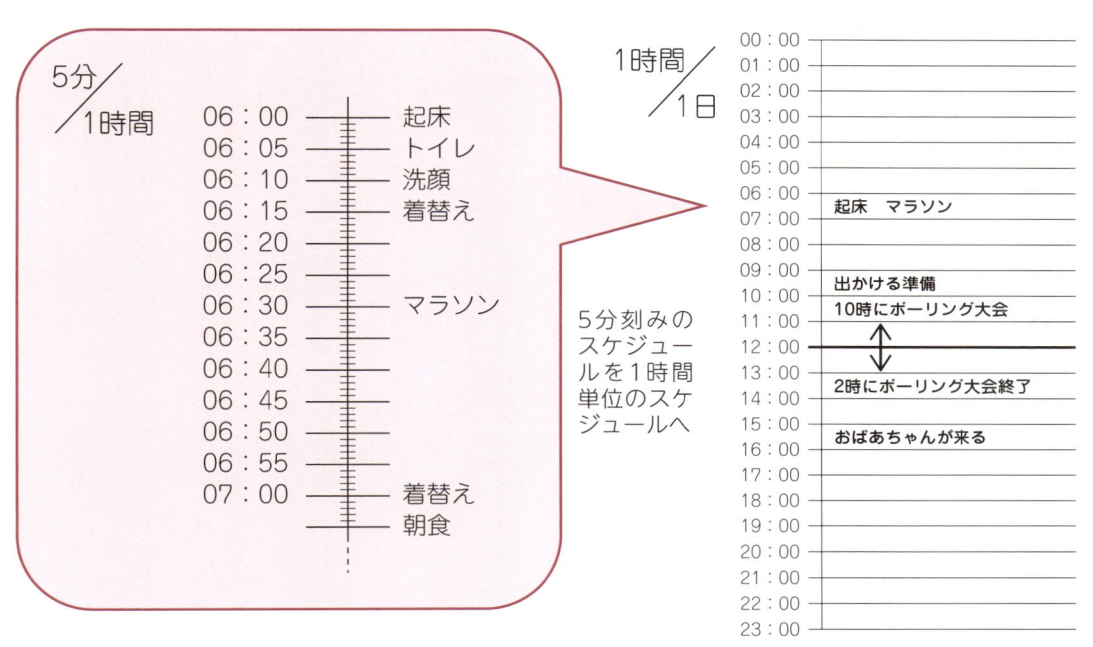

む（ほぼ毎日やる日課などは書かない）。

・午前の予定は枠内の中心より上、午後の予定は中心より下に書くと、一日の流れがわかりやすい。

・付箋で「昨日」「今日」「明日」と書いて貼り付けて確認すると、日の流れがわかりやすい。

・カレンダーを見るのが嫌にならないように、「苦手なイベント」ばかりを書きすぎない。

例：月間のスケジュール

日	月	火	水	木	金	土
	1 ← サマースクール →	2	3	4	5	6
7	8 早朝マラソン → 18：00 動物病院	9	10	11	12	13 10:00 ギター教室 ○○会館 500円
14 11:00 友達とランチ 集合○○駅 1000円	15 昨日	16 今日	17 明日	18	19	20
21	22	23	24 母の 誕生日 プレゼント 2000円	25	26	27 10:00 ギター教室 ○○会館 500円
28	29	30	31			

付箋で「昨日」「今日」「明日」を貼って、動かしていく

やってみました！

見慣れた書式でスケジュール表を作成

歩美（13歳）のスケジュール管理の練習には、学校から渡される行事の予定表を利用しました。学校の予定表と同じ形式のスケジュール表を作成し、学校や家の予定を書き入れてボードに貼っておいたのです。はじめは、歩美が理解しやすいように、1か月のカレンダーを2週間ずつ（前半と後半）に分けて掲示する工夫もしました。

そして、学年が上がるタイミングで、2週間単位から1か月単位にステップアップ。手作りのスケジュール表を卒業して、市販のカレンダー（数字が見やすく、余白が広いタイプ）に書き込むようにしました。最初はどこを見ればいいのかわからず戸惑っていましたが、私が当日の欄に「今日」と書いた付箋を貼ったところ、読み取れるようになりました。

コラム

「私には予定がない！」と泣きだした女子学生

親御さんたちの依頼で、学生を対象に「お金の使い方を計画するワーク」をした時のことです。

参加者のみなさんに、1か月分のカレンダーを配り、その月の予定を書き込んだ後で予算を立てるワークをする予定でした。その際、「毎日行く学校も『予定』、友人とご飯を食べに行く日も『予定』、習い事も『予定』ですよ」といくつか例を挙げて説明。みなそれぞれに書き込む中、一人の女子学生がペンを持ったまま固まっていました。筆者がそばに行くと、彼女は突然、「私には予定がありません！」と言って泣きだしたのです。

筆者はまず、この勉強会も「予定」に該当することを伝えて、当日の欄に記載してもらいました。そして、「この勉強会が終わった後は何かしますか？」と質問すると、「この後は、お母さんと買い物に行きます」と言うので、「16時から母と買い物」と予定を書いてもらいました。

さらに、「明日の日曜は、何かすることが決まっていますか？」と聞くと、「ピアノのレッスンがあります」とのことなので、翌日の欄に「ピアノのレッスン」と記入。「では、月曜日は？」「学校に行きます」……と徐々に彼女の「予定」を引き出すことができました。

すると、彼女のほうから「学校が休校なのは『予定』ですか？　私が通院するのは？」と質問してきました。もちろん、それらもすべて「予定」ですから、時間・場所・内容などをカレンダーに追記してくださいと伝えました。最終的には、たくさんの予定で埋まりました。ワークの終わりには、「私にも『予定』があってよかったです」と気持ちを立て直しました。

彼女にとって、「『予定』とはどのようなものを指すのか？」がわかりにくかったようです。

参加した学生のアンケートでも「いつ、何をするのかを考えることが一番難しかった」との記載が多かったのは驚きでした。書き込む上での判断、書いた予定の実体験などの意味を考えさせられました。

ちなみに、「休みの日に何をするか」をあらかじめ決めておくと、生活にメリハリができます。休日は、思う存分好きなことを楽しむ日でも、自宅で体を十分に休める日でもかまいません。その日になれば、「楽しいことがある」「ゆっくり休める」ことがわかっていれば、それを励みに仕事を頑張れたり、ストレスを乗り越えられたりします。

予定を立てることは、大人になってからのバランスのとれた生活につながります。

お金とスケジュール

16 カレンダーと手帳を使おう

カレンダーを理解すると、予算も含めて1か月間の見通しが立てやすくなります。また、ゴミの収集日など、生活に必要な予定を把握しやすくなります。

ねらい

家庭内で使うカレンダーには、家族の予定なども一緒に書かれていますが、手帳は個人の予定を書くのが一般的です。

また、携帯できるので、外出先で決まった約束を記入したり、予算や予定を整理して実行するためにも、手帳を使えるようにしておきたいところです。

用意するもの

- カレンダー（日曜始まり）
- 手帳（日曜始まり）

やり方

①日～土の曜日の並びと読み方を教える。左から右へと日にちが進むことも教える。

②「曜日」と「日付」を関連づける。「今日」の日付を指さしたまま、「今日は『○月○日○曜日』です」と言い、反対の手でカレンダーの「月」「日」「曜日」の部分をなぞる。

③「明日」「明後日」「昨日」「一昨日」を教える時も、「今日」の日付を指しながら、「明日は『○月○日○曜日』、明後日は『○月△日×曜日』……」と反対の手で「明日」「明後日」をなぞる。

④「今日」の日付のある段の次の段が「来週」であることを教える。

⑤月によって「1日」（月が始まる日）の曜日が異なることを教える。1段目に日付の数字が入っていない曜日は、2段目が「第1○曜日」となることも、あわせて教える。

⑥1か月が終わったら、その月のカレンダーを外して、翌月のカレンダーを使う。

○月

第１木曜日　第２金曜日

日	月	火	水	木	金	土	
~~26~~	~~27~~	~~28~~	~~29~~	~~30~~	1	2	１段目
3	4	5	6	(7)	(8)	9	２段目
10	11	12	13	14	15	16	３段目
17	18	19	20	21	22	23	４段目
24	25	26	27	28	29	30	５段目
31							６段目

〈カレンダーで使われる言葉〉

週はじめ…日曜日を週の始まりとするのが基本だが、大人になってビジネス手帳を使うようになると、月曜日を週の始まりとすることも多い。

週末…一般的に、金曜日あたりから土曜日・日曜日のことを指す。ただし、カレンダーでは「日曜日は週の始まり」として教えるため、土日連続で旅行をするような場合も、「日曜日は週の始まりの日」として意識づける。普段の生活でも、日曜日は月曜日から始まる学校に備えて支度をしたり、体調を整える日とする。

大の月・小の月…1年は365日（または366日）のため、12か月ではきれいに割り切れない。そのため、大の月（31日まである月）と小の月（28～30日までの月）がある。大の月は「1・3・5・7・8・10・12月」、小の月は「2・4・6・9・11月」。

工夫と配慮

- 自治体から配られる「ゴミ収集カレンダー」などと照らし合わせて、「今月の第1・第3火曜日は、5日と19日」「今月の第1・第3金曜は1日と15日」というように確認する。
- カレンダーの1段目が必ずしも1週目にならないことを理解しにくい子どももいる。その場合、前月の日付の部分に×印や／を付けると理解しやすくなる。
- 「週はじめ」や「週末」は曖昧な言葉なので、日時についてやりとりする際は、「日にち」での確認を欠かさないようにする。

ひとこと

カレンダーは携帯できませんが、手帳は携帯できます。手帳を持つことで、自分だけの予定を書いておくことができ、約束したことをどこでも確認できます。また、家族や友人の誕生日やイベント、それらの予算なども書き込むことで、誕生日会の計画など余暇活動が広がる場合もあります。

予定は、内容、誰とどこで、何時に待ち合わせするのかを書きます。

やってみました！

時計の読み方を覚えて行動範囲が広がった

息子に時計の読み方を教えた時は、それは苦労しました。何とか時計の読み方を覚えたところで、スケジュールを教え、電車の乗り方と時刻表の見方を教え、ついに自力通学するようになりました。

しかし、息子は「待つ」ということが苦手。乗り換えの待ち時間に何をしていればよいかわからず、入学当初は駅のベンチを机代わりに、床にカバンや教科書を広げて宿題をしていたり、お弁当を食べていたりしていたようです（近所の人が教えてくれました）。「あ～、マナーも教えないと！」と慌てて公共マナーを教えました。

①ベンチは机ではありません。みんなのベンチなので、使っていいのは椅子一人分だけ！

②宿題をするなら、ベンチに座って、ノートは膝の上に。

③教科書やノートは床に置かずにカバンの中へ。

④買い食いはしない。

など細かく教えました。自力通学やマナーが身につくまでなかなか大変でしたが、今考えると、日々のこの経験から学んだことは大きかったです。

こうした積み重ねがあって、台風で運休した時や、遅延で時間通りに電車が来ない時も、「おおまかな予測」をして行動できるようになりました。

また、単独で行動できる範囲が広がると、わからない時や困った時に、人にたずねて助けを求められるようになりました。

今、息子は高校3年生です。学校では自動車の運転免許取得の説明会がありましたが、家族会議をして免許は取らないことに決めました。公共交通機関を使って行動することにしました。彼の今の目標は、「東京ディズニーシーに行くこと」。きっと実現すると思っています。

コラム

手帳に予定を書いて、自分一人で通えるように

綾斗君は小学生の頃から、お母さんと一緒に療育センターに来ていましたが、高校進学を機に、一人で通う練習を始めました。

まず、彼に手帳を持参してもらいました。終了時に、筆者が「次の相談日は、○月○日○時からです」と言いながら日時を記載した紙を見せ、彼が手帳のその日付の枠に予定を書き写します。最初は文字が枠内に収まらず、何度も書き直しましたが、何度かやるうちに書けるようになりました。次の段階として、口頭のみで予定を伝え、それをメモしてもらう練習をしました。

彼の自宅からセンターまでは電車とバスを乗り継ぐ必要があります。一人で通い始めると、「バス停がわからなかった」「予定の電車に乗り遅れた」などの理由で遅刻することもありました。しかし、「なぜ、うまくいかなかったのか?」「次に同じようなことが起きたら、どうすればいいか?」をその都度話し合うことで、遅刻やトラブルは激減していったのです。

また、忘れ物やうっかりミスも多い綾斗君でしたが、そのたびに手帳にメモすることを伝えて、一緒にメモを見て確認する練習をしました。

高校卒業後、彼は工場に就職することになりました。自転車と電車を乗り継いでの通勤です。卒業後の春休み、彼が取り出した手帳の「4月1日」の欄に、彼の字で「入社式」と書いてあるのを見て、嬉しく思いました。

17

お金とスケジュール

本物のお金を使って、家庭で買い物の練習

実際のお店で買い物にチャレンジする前に、家庭内で練習をします。本物のお金や商品を使うと、子どもの意欲も高まります。

ねらい

家庭内で、商品とお金のやりとりの練習をします。学校などで「お金」の授業をする際は、模擬紙幣やプラスチック製の模擬硬貨を教材として使うことが多いですが、家庭では本物のお金を使って取り組むほうが効果的で、より実践的な学びとなります。

また、この練習とともに、一緒に買い物に行って、お店で商品を探す練習も進めます。欲しい商品がどの売り場（カテゴリー）にあるかがわかり、陳列棚から目当ての物を探せるようになると、行動がスムーズになるからです。

用意するもの

・お金　・子どもの財布

・買い物用の商品　・レシート

・トレー

やり方

①練習用の購入商品を決めて、大人が事前に購入し、レシートも残しておく。

②買い物に必要なお金を子どもに渡し、本人の財布に入れさせる。

③子どもが客、大人が店員となり、レジでの支払い方の練習をする（お金はレジの人に渡す、トレーにお金を置くなど）。

④支払いがすんだら、レシートとお釣りを受け取る。

⑤買った商品の名称と値段、支払った金額とお釣りの金額を見て、実際に受け取ったお金と合っているかを確認する。

工夫と配慮

・最初は一つの商品を買うシンプルな設定とし、できるよう

〈家庭内買い物練習の例〉

順番	子ども	大人
1	お金を財布に入れる	金額を調整する
2	商品を選ぶ	商品の絵カードを用意しておき、選ばせる
3	支払うお金を財布から取り出す	
4	トレーに載せる	手渡させてもよい
5	お釣りをもらう	お釣りを手渡す
6	レシートをもらう	レシートを手渡す
7	お釣りとレシートを財布にしまう	
8	商品を手に持つ	

になったら商品点数を増やす、数種類の商品を購入するなど、難易度を上げていく。

・渡すお金は、「ちょうどの金額」「お釣りが発生するくらいの金額」など、**子どもの理解度に合わせて調整**する。

・練習用に商品やレシートを用意するのが難しい場合は、チラシなどの写真で代用したり、レシートを手書きする。

・お釣りの確認を忘れている場合は、店員役の大人が「〇〇円のお釣りです」と言って意識を向けさせる。

・お金を支払う時のマナーも教える（お金を乱暴に渡さない、商品やお釣りを奪い取るようにしないなど）。

・家族の買い物に同行させて、やりとりの流れを見せたり、部分的に担わせたりして、意識的に関わらせる。

・買い物の時にレジで、どこにお金を置けばよいのかわからず、まごついてしまう子どももいるので、お店のレジで使うようなトレーを用意するのもおすすめ。

ひとこと

「お金を支払う時は、トレーにそっと入れます」「トレーがない時は、レジの人に手渡しします」これらは、お金や商品を大切に扱う気持ちを養うためにも必要なことです。精算を終えて商品を受け取る際に、「ありがとうございます」とお礼を言うことも習慣にしましょう。

お金とスケジュール

18 実際にお店に行って、買い物してみよう

子どもがお金の扱いに慣れてきたら、実際の店舗での買い物にチャレンジします。ここでは、カレーの材料を買いに行く場合を例に紹介します。

用意するもの

・メモ用紙　・筆記具
・お金　・財布

やり方

〈準備〉

①買う必要がある物とその数量をメモ用紙に書く。
例：カレールウ（4人分1箱）、ニンジン（1本）、タマネギ（1個）、ジャガイモ（2個）、豚肉か牛肉（1パック）など。
②買い物に必要な金額を財布に入れてスーパーへ行く。

〈売り場〉

①店内のカテゴリー表示を手掛かりに売り場を探す。
②目的の商品をカゴに入れたら、メモに書いた商品名に線を引いて消す。
③①と②を繰り返し、商品をすべてカゴに入れたらレジへ。

〈レジ〉

①支払いのためにレジに並ぶ。先に並んでいる人や精算中の人がいたら、その次に並び、割り込みをしない。
※床に並び位置を示す足形などがある場合はそこに並ぶ。
※セルフレジの場合は、カゴの中の商品を、自分でバーコードに通す。
②合計金額が出たら、財布からお金を取り出して支払う。
③お釣りをもらう。
④商品を受け取る。
⑤財布を鞄にしまい、台に移動して品物を袋につめる。

工夫と配慮

・最初は普段から通い慣れた店や個人商店などでチャレンジする。家族で買い物へ行った

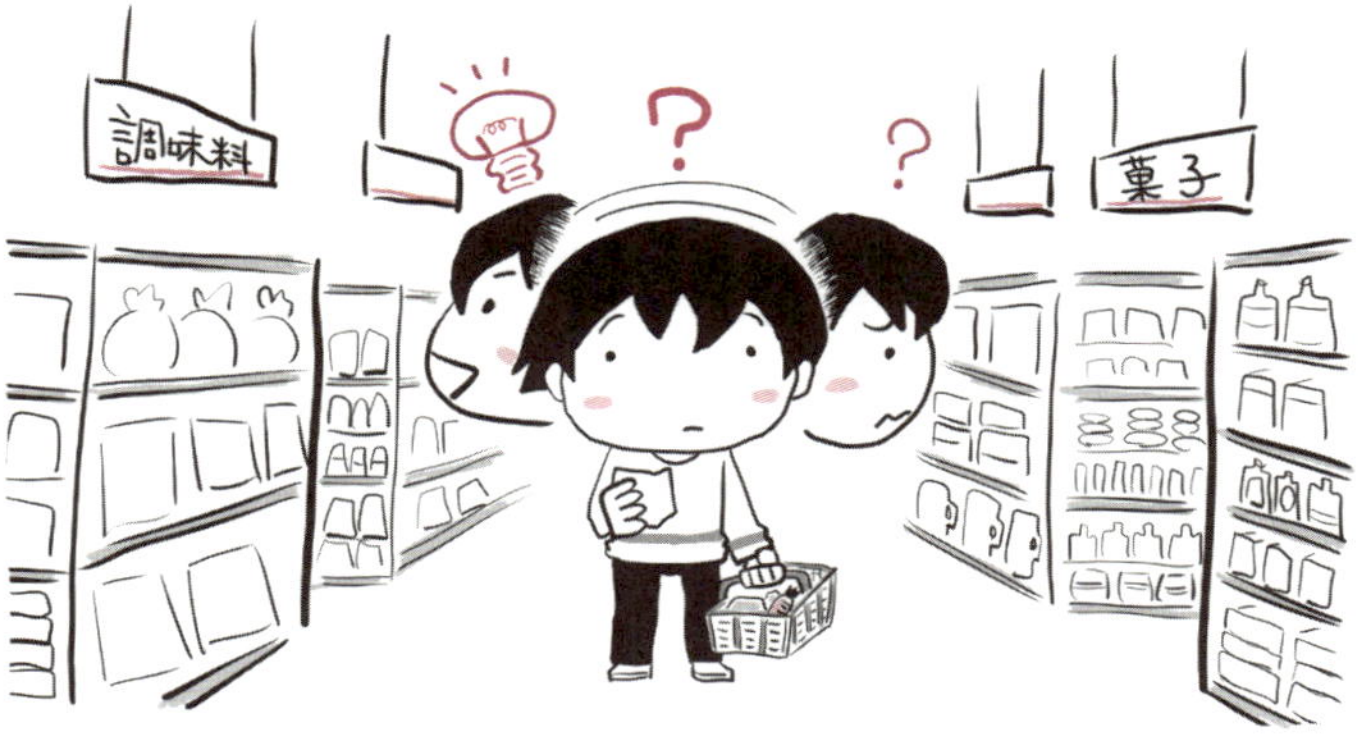

際に、売り場の見取り図を子どもに見せたり、案内所の場所を教えたり、レジ精算の実体験などしておく。

・子どもが商品の売り場を探せない時は、**店内の標識を指さして目線を向けさせる**。
・売り場までたどり着いても、目当ての商品が見つからない時は**店員に聞くように**仕向ける。
・買ってきた食材は、「冷蔵」「冷凍」「常温」など**保存方法を確認して仕分ける**。

やってみました！

鉛筆3本の買い物に挑戦

息子（10歳）が、文房具店で鉛筆を3本買うことに挑戦しました。まだ金種の理解が難しいので、首から下げるタイプの小銭入れに千円札1枚を入れ、それで支払ってお釣りをもらう方法にしました。

お店に行く前に、次のことを言い聞かせました。

・レジで順番を待つ
・お金はさっと渡す
・お釣りをもらう
・お釣りとレシートを財布に入れる
・買った鉛筆を買い物袋に入れる
・できなかったら、お母さんと代わる

店内に入り、鉛筆を3本選び、走らずにレジへ向かうところまでは問題なし。レジは2台あり、どちらにもお客さんが一人ずついました。どちらに並ぼうか迷っていると思ったら、支払い中のお客さんを通り越してレジを覗き込むというアクシデント！注意して列に並ばせて、再び見守りました。

順番が来ると、息子は少し緊張した表情で歩きだし、品物をカウンターにそっと置きました。レジを打ってもらう間に、ぎこちない手つきで財布から千円札を出して広げ、「１０００円です！」と大きな声で言いながらトレーに置きました。

会計後に商品を渡されると問題なく受け取れましたが、お釣りは店員さんの手の上からもぎ取ろうとしたので、すかさず息子の名を呼び、手のひらを上にするポーズを見せました。こちらを見た息子は、お金をもぎ取ったまま手のひらを上にして、レシートを受け取りました。

その後は、片手に鉛筆を持った状態で、どうやってお金を財布にしまおうかと悩んでいました。「商品を一度カウンターに置いて、お釣りを財布に入れる」という動作も難しかったようです。何とかレシートとお釣りを財布にしまい、意気揚々と出口へ。しかし、商品はカウンターに置きっぱなし。店員さんは気づいていましたが、私が目配せをして、あえてそのままにしてもらいました。

店を出たところで、「買い物できたね！　あれ？　鉛筆は？」と声をかけると、息子は「あっ！」と急いで取りに行きました。帰る道すがら、「よくできたね」と改めて褒めました。

療育で買い物の練習をしたり、実践する際の注意事項なども教わっていたので、私自身がよく観察して手立てを考えることができました。やっと小さな一歩が踏み出せたような気がします。

また、実体験をさせる場面では、周囲の理解という意味でも、事前にお店の方にご挨拶しておくことも必要だと思いました。

ひとこと

生活の中には「覚えておかなければならないこと」がたくさんあり、忘れることもあります。買い物へ行く時には、何をどれだけ買うかをメモに書くことを練習していきましょう。はじめは大人が書いたメモを写させ、次は口頭で伝えて書き取らせるなど、段階を踏んで取り組みます。

また、硬貨の種類を覚えるのが苦手な子どもは少なくありません。例えば、コインホルダーなどのグッズを使うことで、やさしく、楽しく、硬貨を学ぶこともできます。コインホルダーは、それぞれの硬貨のサイズに合わせて窪みが施され、一円玉、五円玉、十円玉、五十円玉、百円玉、五百円玉を簡単に仕分けて収納できるものです。

お金とスケジュール

19 「働く」経験をしていこう

「働く」姿勢を意識づけることは、将来、役立ちます。その一番の近道は、家のお手伝いをすること。年齢が上がってきたら、ボランティアやアルバイトへの挑戦も検討してみましょう。

ねらい

日々の手伝いに金額を設定し、それを小遣いに反映している家庭もあれば、「手伝いは家族の役割として当たり前のこと」と対価を発生させない家庭もあります。考え方は様々ですが、重要なのは子どもが役割を担い、人からあてにされ、感謝される経験をすることです。こうした経験は、「働く意識づけ」をする上でも必要です。

手伝いに対価を設定する家庭もそうでない家庭も、子どもがしたことに注目したり、認めて褒めたりすることを忘れずに。

そして、年齢が上がってきたら、アルバイトのチャンスを作ってみてはどうでしょうか。家庭の中でも外でもかまいません。

やり方

〈家事〉

- 家事や掃除の手伝いで、働くための基本姿勢を身につける。
- 大人が手順を決めて、指示したことを子どもにさせる。任せきりにはせず、3回に1回は指示通りにできているかどうかを大人が確認する。
- 料理…材料の購入、下ごしらえ、調理、盛り付け、配膳など。
- 掃除…家族みんなが使うトイレ、風呂、リビング、キッチン、玄関の掃除や、庭の除草など。

〈職業体験・職業実習〉

- 学校が企業と連携して行う職業体験や職業実習などがある。
- 実習に行くまでに、事前学習や見学、1日体験などで、段階的に「働く意識」を向上させられる。

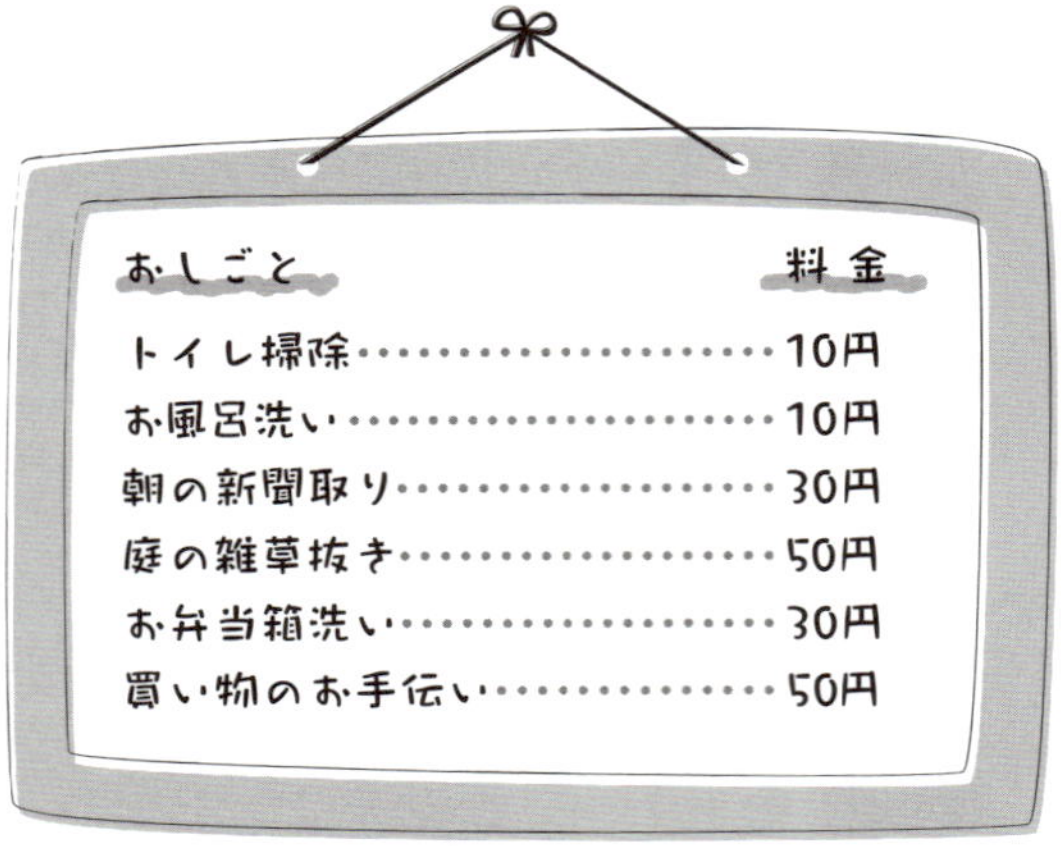
おしごと　料金
トイレ掃除……10円
お風呂洗い……10円
朝の新聞取り……30円
庭の雑草抜き……50円
お弁当箱洗い……30円
買い物のお手伝い……50円

・実習後は企業から評価をもらうため、より**具体的な課題に向き合う機会**にもなる。

〈アルバイト〉

・アルバイト禁止の学校でなければ、「働いてお金をもらう」経験は大きな学びとなる。

・アルバイト経験が、本人の仕事の適性を知る材料にもなる。

・タウン情報誌の「学生夏休み特集」や「短期アルバイト」などから希望のアルバイト先を選択し、応募や面接などの選考過程を経験する。

・親戚や親の知り合いのもとでアルバイト経験ができる場合は、親も安心。

〈ボランティア活動〉

・地域の社会福祉協議会は、ボランティアや市民活動の支援に取り組んでいるので、窓口でボランティアに参加したい旨を伝えると、主催者に取り次いでもらえる。

・ボランティアの内容は、市民祭りや地域のイベント、保育園や高齢者施設など様々。

やってみました！

春休みに家庭内アルバイト

息子が中学生の時、「高校生になったらアルバイトをしたい」と言ってきました。いずれ外でアルバイトをするにしても、段階的にやったほうがいいと思ったので、中学卒業後の春休みに「家庭内アルバイト」を提案してみました。本人もとても乗り気です。

まず、「お風呂洗い」「洗濯物の取り込み」「玄関の掃除」「食後の洗い物」「トイレ掃除」……という具合に家事を細分化し、

それぞれの単価を決めました。小遣いを渡さない代わりに、基本給を月500円とし、家事をやった分だけ加算される仕組みです。例えば、掃除をしても「やり方が不十分な時はカウントしない」などの約束事も決めました。

　給料明細書も作成。仕事内容と単価の一覧表を作り、実行した回数を記入し、1か月の合計金額を出しました。息子が従業員、私が雇い主として、それぞれ氏名を書いて印を押す欄も作りました。

　給料日は、お金を渡すだけでなく、明細に「お疲れ様でした。お風呂洗いをしてくれて気持ちよく入浴できました」などのコメントを入れるようにしました。実際に、家族からも「風呂やトイレを気持ちよく使えて助かる」と言われるのは、息子も嬉しそうでした。家庭内でのアルバイトですが、働くことで家族の役に立ったり、喜ばれたりする経験ができたことは、とてもよかったと思います。

失敗しても、「適性がわかった」とプラスに解釈

　息子は高校3年生の終わりに、居酒屋で初めてのアルバイトをしました。

　メニューと値段は完璧に覚えたのですが、メニュー名と実際の料理が本人の中で一致しない、というまさかの事態が発生。例えば、「カツオのたたき」と「刺身」の見た目の違いがわからず、間違えて運んでしまいました。たたきでも刺身でも、生の魚は同じに見えたとのこと。テーブルでお客様に聞かれても、「え?」と固まってしまい、答えられなかったそうです。

焼酎に入れるライムとレモンの違いがわからず、「味は一緒や！」と開き直ったことも。お客様への対応に緊張し、毎回クタクタになって帰ってきていました。

結局、居酒屋は1か月で辞めることに。私が「接客業は『なし』だね」と言うと、「何で僕はできないんだ！」と落ち込んでしまいました。このままでは、せっかくの経験が自信喪失になってしまうと考え、「接客ができないからといって、生きていけないわけじゃない！　就職する時に『接客業は選ばないほうがいい』とわかっただけでもよしとしよう」と伝えました。

息子は失敗も多いですが、それらをマイナスではなくプラスの方向にとらえるようにしていました。

その後、息子はデータ入力が中心の事務職に就きました。居酒屋のアルバイト経験で適性がわかり、活かせたと考えています。

コラム

自分から挨拶をする意識を持つ

人見知りが激しく、挨拶が苦手な子どもは少なくありません。小学校では、先生や周りの友達から声をかけてもらうことで、何とか挨拶できる子もいます。中学や高校では部活動の方針で、先輩よりも先に後輩から挨拶するように教えられる場合もあります。ですが、自分が先輩の立場になれば、また相手から挨拶をされるようになります。立場が変われば挨拶の順番も変わります。

社会人になると、学生時代のように、表立って挨拶を強要されなくなります。とはいえ、挨拶をする人としない人では、印象や評価が変わるのも事実。職場によっては、挨拶をとても重要視するところもあります。良好な人間関係を築くためにも、自分から挨拶できるようにしておくことは大事です。

例えば、職業訓練校を訪れた企業の人に、ある訓練生が「こんにちは」と先に挨拶したことがきっかけで、「この訓練校の人を採用したい」と申し出があったケースもあります。

20 お金とスケジュール

キャッシュレスは使いすぎに注意！

キャッシュレスは便利だからこそ、子どもにその使い方を教えなければなりません。電子マネーを使えば現実にお金が減っていることや、お金には限りがあることなどを学びます。

ねらい

支援の現場でも、クレジットカードの使いすぎなどの相談は、以前からありました。近年は、交通系ICカードや「〇〇ペイ」といったアプリによる決済など、現金を持たなくても電子マネーで簡単に支払えるようになっており、これらを子どもたちにどう教えるか、悩む親も増えています。

交通系ICカードや電子マネーは、煩わしいお釣り計算をせずにすんだり、オートチャージなら残高を気にせず決済できたりする便利さがあります。ですが、常に残金を確認できる状態でないため、「お金が減る」という感覚がどうしても薄れてしまいます。これは、使いすぎに気づきにくいということでもあります。

本人が支払う場面では現金しか使わせないという選択肢もありますが、国を挙げてキャッシュレス化に進んでいる時代です。電子マネーの使い方を知らないことで、将来、子どもが不利益を被る可能性もあります。

お金について学ぶ段階では現金を使って取り組みますが、使い方がわかり、一人で買い物もできるようになってきたら、キャッシュレス対応にも挑戦してみましょう。

用意するもの

- オートチャージ機能のない(クレジットとリンクしていない)交通系ICカード
- 模擬紙幣

やり方

- 電子マネーと現金で渡す分を合算した額を、月の予算とす

3000円のお小遣いを紙幣と電子マネーで

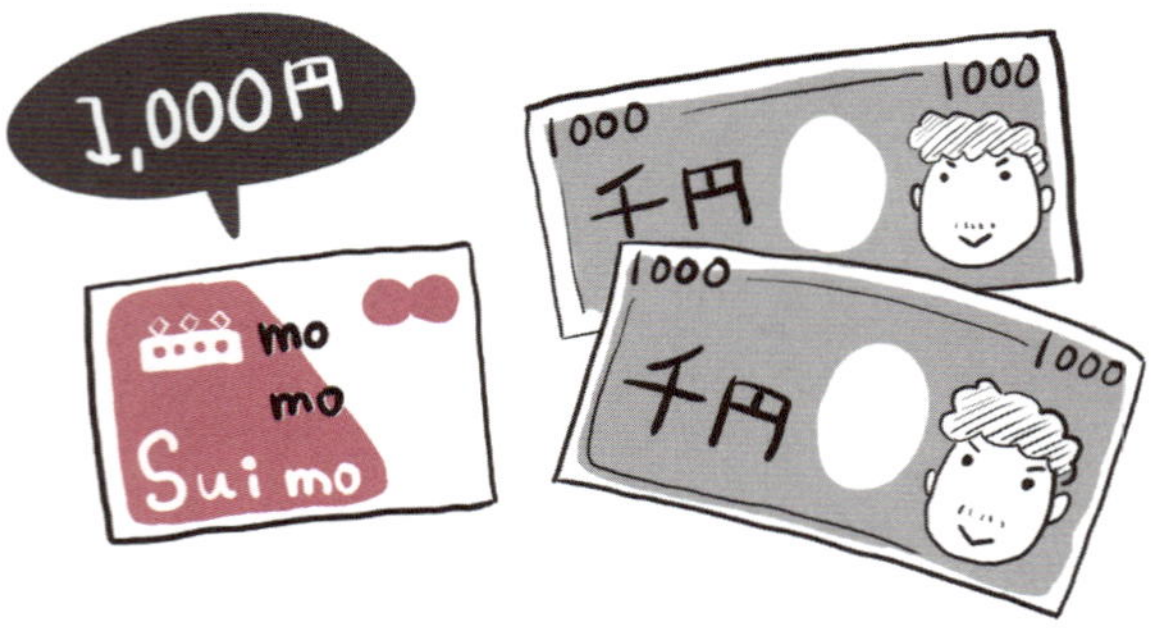

る（1か月の小遣いが3000円で、1000円をチャージした電子マネーを渡すなら、現金は2000円）。

・現金もチャージした電子マネーも1か月分と決めて、期間内に足りなくなっても追加はしないというルールにする。

・チャージした電子マネーと同じ額の模擬紙幣や模擬硬貨を渡し、使うたびに減らしていく。お金を「見える化」することで、「現金を使った」意識を持たせることが重要。

・1か月が終わった時に、電子マネーの残高があったら、子どもがうまくやりくりできた成果なので、翌月に繰り越す。

ひとこと

　現在、様々な企業が「○○ペイ」事業に参入しています。まだ、すべての店で電子マネーが利用できるわけではありませんが、今後はどんどん増えていくでしょう。キャッシュレス決済が当たり前の世の中になる前に、見えにくいお金の動きや仕組みを「見える化」して、使い方を知らせていきましょう。

こんな時はどうする？

Q：娘が電車通学になったのを機に、オートチャージ付きの交通系ICカードを持たせました。親の口座からの引き落としです。事前に、「使いすぎないように」とかなり注意しましたが、先月、5万円の請求がありました。お金のことを、どのように教えればよいでしょうか？

A：クレジット決済は、大人でも「お金が足りない」「使いすぎた」という意識が薄れがちです。1回ごとの支払いは少額でも、累積すると高額になっていることもあります。

　金額の多寡にかかわらず、引き落とされた金額を、毎月、子どもに伝えてください。そして、支払い時には必ずレシートをもらうようにし、請求額と一致しているかどうか本人に確認させます。

　そして、多額の引き落としがあった際は、そうなった理由を親子で一緒に考えます。特に多い費目を見つけ、「今後どうするのか?」を子ども自身に考えさせます。

それでも使い方を制御できないようなら、オートチャージをやめて毎月一定額をチャージして渡すか、子どもの口座からの引き落としに変更することを伝えます。決済アプリを使う場合も同様です。アプリなら、スマートフォンで使用明細を確認できるので、自分でチェックする習慣をつけ、決められた額内でやりくりすることを守らせます。

Q:息子(18歳)がスマホのゲームで課金をしています。月々の支払いは数千円ですが、これまで支払った金額を計算したら10万円以上に……。このまま続けさせてもよいのでしょうか?

A:「課金」とは、ゲーム会社が利用者に「料金を課すること」の略です。ゲーム会社が提供する何らかのアイテムを買うことで、強いキャラクターに変身できたり、ゲームを優位に進めてオンラインの友達から注目されたりするようです。

たとえ1か月に数千円でも、何年も続けば相当な金額になります。10万円も支払っているのであれば、すぐにその事実を子どもに知らせる必要があります。

累計10万円を超えるほど課金しているなら、今後もより強いアイテムを購入するために、さらなる課金をする傾向があります。そして、つぎ込んだ金額が多いほど、期間が長いほど、「こんなにお金も時間もかけてきたのに、やめるのはもったいない」という思いが強くなります。

ただし、そのゲームが子どもにとって唯一の楽しみという場合は、いきなりゲームを禁止することは避けてください。親に隠れてやり続けることがあります。そのかわり、本人の小遣いで支払わせます。自分の小遣いは、自分でやりくりすればよいのです。

一月何万円もの課金をしていた男性が、それと同額の現金を見せられて驚いたという例があります。課金しなくても遊べるゲームに切り替えることを提案しましたが、本人はスマホゲームをすっぱりとやめることを決意しました。また、「自分には目標がなかった」と気づき、資格を取るという目標を立てたそうです。

彼のように、他にやるべき目標を立てたり、夢中になれる趣味(ゲーム以外)が見つかると、自ずとゲームへの関心が薄れていくこともあります。

お金チャレンジ
実践編

自分でお小遣いの管理をやってみた

以前、「お金力レンダー」(P87)を使って自分で小遣い（1000円／月）を管理する取り組みを、療育センターに通う学齢期の子どもたちに、4か月間、モニターとしてやってもらいました。モニタリングから1年後の報告会で、参加者の方々から、その後の子どもたちの変化を聞くことができました。

読者のみなさんが、お金とスケジュールの管理に取り組む時の参考にもなると思います。

丸山さん（当時小学5年生）

▼お札を小銭にするのを嫌がる

モニターをやる前から、毎月1000円をお札で渡していました。同額を硬貨で渡すと言うと、最初は嫌がりましたが、「4か月だけ」と約束して始めました（スタートすると抵抗感はなくなりました）。親としては、硬貨で渡すために、十円玉をたくさん集める必要があり、これが少し負担でした。

▼パズルのように楽しむ

カレンダーの紙を切り取ってポケットに並べていくことも、お金を分けて入れることも、「パズルみたい」と言って楽しんでやってくれました。

お金の振り分けは1000円を30日で割って1日約30円とし、30円ずつポケットに入れていくと100円か70円（31日の場合）余ります。余った分は、買い物へ行ける土曜日に振り分けていました。

▼お金を使う日、使わない日ができた

財布を持って出かけた時は、絶対に飲み物を自分で購入し、飲んで「おいしい！」と言います。その姿を見ると、私も嬉しくなります。

1日30円ずつ振り分けても、お金を使わない日もあるので、徐々に貯まっていきます。1000円以上貯まると大きなものを買いたくなるようです。

モニターを始めて以来、父親や私の誕生日にプレゼントを買ってくれるようになりました。父親には焼酎、私には髪留め。お金は使えば減りますが、使わない日のお金を集めると「貯まる」ことを理解しています。

▼「マックなら行ける」

数日お金を使わず貯まってくると、「マックなら行けるな」などと言うようになりました。この金額ならこれだけのものが買える、という感覚が身についてきたようです。

ある日、私が財布を持って買い物に出ようとすると、「テレビの占いで『蟹座は散財』と言っていたよ。お母さん、絶対使わないでね」と言われました。これも、なんだか嬉しかったです。

▼セルフレジでの決済

現在、中学2年生になり、セルフレジでバーコードを読み取らせて精算することもできます。最初は、画面の指示がわからない、現金が入れられない、お釣りが出たのに気づかないなど悪戦苦闘しましたが、3回目で一人でできるようになりました。

▼修学旅行でやりくり

モニターをやらなかったとしても、いずれは自分で買い物をしたでしょう。でも、もっとモタモタしていたと思います。今、あの子がお金を使うのはごく普通のことに思えてきて、実はそれはすごいことだと気づきます。

現在も、1か月1000円でやりくりして、その中から貯めています。そして、貯めたお金を使う楽しさも知ったようです。

先日の修学旅行には、お小遣いを5000円持っていき、ジュース代などをやりくりしながら、祖父母や家族にお土産を買ってきてくれました。モニターの経験がなかったら、どうだったかなと思います。

福田さん（当時小学6年生）

▼カレンダーに興味津々

小学6年生まではゲーム代として600円を渡し、それ以上のお金の管理をさせるのは躊躇していました。ゲームセンターでの両替も、私が付き添いながら数えて確認させていました。

モニターをする時に「1か月1000円が妥当」と言われた

ので、お小遣いという意識をもってお金カレンダーに挑戦。

子どもは、はじめは「何が始まるのかな？」という感じでしたが、お金をポケットに入れる作業では張り切っていました。当初は、お金が入った状態のカレンダーを何度も何度も見に行っていました。

▼僕の財布で

親の財布から支払うのではなく、「自分の財布でないと嫌だ」と思うようになりました。親の財布で支払っていた時は、基本的に「足りなくて買えない」状況にはなりません。欲しがるものを毎回買い与えるわけにはいかないので、私の判断で「今日は買いません」と我慢をさせていました。

買ってもらえるまで動こうとしない時もありましたが、自分の財布を持ち、「お金が足りなくて買えないことがある」と理解すると、「今、買えるもの」を選ぶようになりました。自分でやれた、買えたという達成感も感じているようです。

▼小遣いを値上げ

モニタリングの途中で中学生になり、お小遣いを１５００円に値上げしました。金種も小銭ではなく千円札で渡してみました。すると、千円札で何でも買えると思ったのか、１０００円以上のものを買うのに千円札１枚を出していました。金種の理解はまだ難しいようでした。

中学生になり、学校で使う文房具なども１５００円の小遣いの中から買わせています。１７０円に対して２００円を出す「概算」ができるようになってくれたらと思っています。

▼几帳面な性格が財布に出る

几帳面なタイプで、レシートを受け取ると、レジのところで折って財布に入れています。混雑時は次を待つ人の迷惑になるので、「後ろに待っている人がいる時は、レジでレシートをたたまない」などルールも教える必要がありそうです。

▼「自分のお金」への意識

小学生の時は小銭でしたが、今の小遣いは千円札と百円玉で渡しています。紙幣と硬貨を使えるようになり、成長を感じます。とはいえ、今でもお金の組み合わせで混乱し、レジであれこれ考える時があります。

それでもどうにか支払い終えて、必ずお釣りとレシートを持ってくる様子を見ると、「自分のお金を自分で使うことに目覚めてくれた」と嬉しくなります。

西田さん（当時小学5年生）

▼足りなくなったら お手伝いで臨時収入

1月の前半は冬休み中で使う金額が多かったので、カレンダーのポケットはパンパンでした。休みが終わった後半のポケットはスッカラカン。どうすればよいか考えた結果、息子のお手伝い熱に火がつきました。

お金が足りなくて我慢した日、皿洗いなどを率先してやって稼いだ日などがあり、中身の濃い1か月になりました。

ただ、財布の中が少なくなったからといって、毎回お手伝いをするわけでもありません。お金を使う目的があればやりますが、なければやらない。使い分けていました。

▼外税と内税に戸惑う

買い物で困ったのが、外税と内税の違いです。レシートに「100円（108円税込）」という記載があると、高いほうの金額が支払額だとわかるのですが、「523円（内消費税38円）」などと書かれている場合は、「この38円は何だろう？」と理解困難なようでした。

でも、その戸惑いを経験したおかげで、算数の授業で税計算を覚えてきました。買い物で困った経験を、学習で補うことができたのです。小学3年生の弟に「（税は）つくもの」と教えているほどです。

▼お金の量を意識

以前はゲームをやり始めると、「帰ろう」と促してもなかなか動きませんでした。今は両替も自分でやり、小銭がなくなったら自分から「帰ろう」と言います。「お金の量」と「限りがあること」を意識し始めたのかもしれません。

前は、ゲーム機のないところに行くと「何でないの？」としつこかったのですが、行動の切り替えがスムーズになりました。

▼父親の余計なひと言

自分の小遣いを持ってから、物を買う時に「この店が安い」などと比べるようになりました。そんな中、父親が「ネットのほうが○○よりも安いじゃない」と教えてしまったのです。それを教えるのはまだ早い！　父親の余計なアドバイスでした……。

▼自分の持ち物を管理

今までは、車に鞄を置いて買い物に行っていた息子ですが、財布を持ったことで、「大事」「盗まれたら困る」と思うようになったみたいです。「鞄！」と言って必ず持ち歩くようになりました。

また、彼は硬貨やレシートを財布の中できっちり分けて収納。私が手伝うまでもなく、彼自身が鞄も管理しています。私よりもきれいにしているかも。

▼自分で申告する練習

小遣いを渡すのは毎月1日と決めていますが、自分から「ください」と申告させるようにしています。ある月、私が黙っていたら、息子はすっかり忘れていました。前月までに貯まっていたお金もあったので気づかなかったようです。

月末になり、「お母さん、今月のお小遣いは？」と聞いてきました。月が替わるまであと3日だったので、「忘れていた子にはあげられません」と伝えて、その月は渡さずに終わりました。以来、毎月、忘れずに申告してくるようになりました。

▼自分で考える

決められた金額の中で、どう使っていくのか、本人に色々と考えさせました。お手伝いでお金を得ることを覚えたのも、大きな変化です。

また、私自身、このモニタリングで息子によく目を配るようになりました。彼が困難に突き当たっていたら一緒に考え、消費税の問題もクリアできました。

ただ、今回はほとんどカードゲームでお金が消えていったので、今後は他の物を買う機会を少しずつ作りたいです。

吉岡さん（当時小学6年生）

▼お金に興味がない子

モニターを始める前、うちの子どもはお金にまったく関心を示していませんでした。

しかし、4か月のモニターを終える頃に、「百円玉と千円札とどっちがいい？」と聞いたら、お札を取ったのです！　1000円のほうが100円よりも、たくさん物が買えることがわかったからです。嬉しかったです。

▼目標を決めて買い物

もともとお金に興味がない子だったので、小遣いを渡してもなかなか使おうとしません。そこで、12月の小遣いは、やや強制的に、自分が食べるおやつなどを買うようにさせ、1月のお年玉の1000円では、自分が使う日用品などを買わせました。

自分の財布からお金を出して使うことを経験するうちに、まるで興味がなかった買い物も好きになってきたみたいです。

▼買い物には語彙力も必要

語彙が少ないので、お店で売り場を聞いたりする時のために、「○○はどこにありますか？ 連れていってください」と書いた小さな紙を見せる練習をしました。ボーッとして紙を見せるのを忘れることもあり、まだ定着はしていませんが、だんだん困ったら紙を出すようになっています。

「いなばのサバ缶」を買うのに、「いなば」を探してしまいサバ缶売り場にたどり着けない、「インスタントラーメン」と「カップめん」の呼び名の違いで混乱するなど、目的の物を買えずに帰ってきたことも多々ありました。言葉の理解と読み取りの難しさを、改めて実感しました。

でも、「サンドウィッチを作るから、食パンを買ってきて」のように、「～をするために」と目的をメモに書いておくと、商品名と一致していなくても、関連する品を買えることもわかりました。物事の関係性を知るためにも、普段から一緒に料理をすることの重要性も、改めて感じました。

▼お金の単位を教える

中学1年生になる時に、大きなお金の単位を教えました。千円札10枚を渡して、どう数えるか見ていると、「せんえん、にせんえん……」と数えていました。

一万円札も数えさせてみると、「1枚、2枚……」と枚数でカウント。万札は、子どもが日常触れることのない紙幣です。もちろん、学校では「万」の単位も習っていましたが、実際のお金とは、今一つつながっていなかったようです。それでも、私が「いちまん」とヒントを出すとすぐに「万」の単位で数えました。

▼外食の支払いに挑戦

子どもが貯めたお金で、私たちにご馳走してくれるというので、家族３人で外食した時の支払いを子どもに任せてみました。

金額は５４００円！ 大きなお金なので「さて、どうするか？」と見守っていると、千円札５枚と五百円玉を出し、レシートとお釣りを確認して財布に入れていました。

1か月の収支と残金を確認させていますが、レシートが出なかった買い物（自販機など）のことを忘れていて、計算が合わないこともあります。最近は大きな金額を扱う時もあり、レシートをもらう重要性を理解してきたようです。

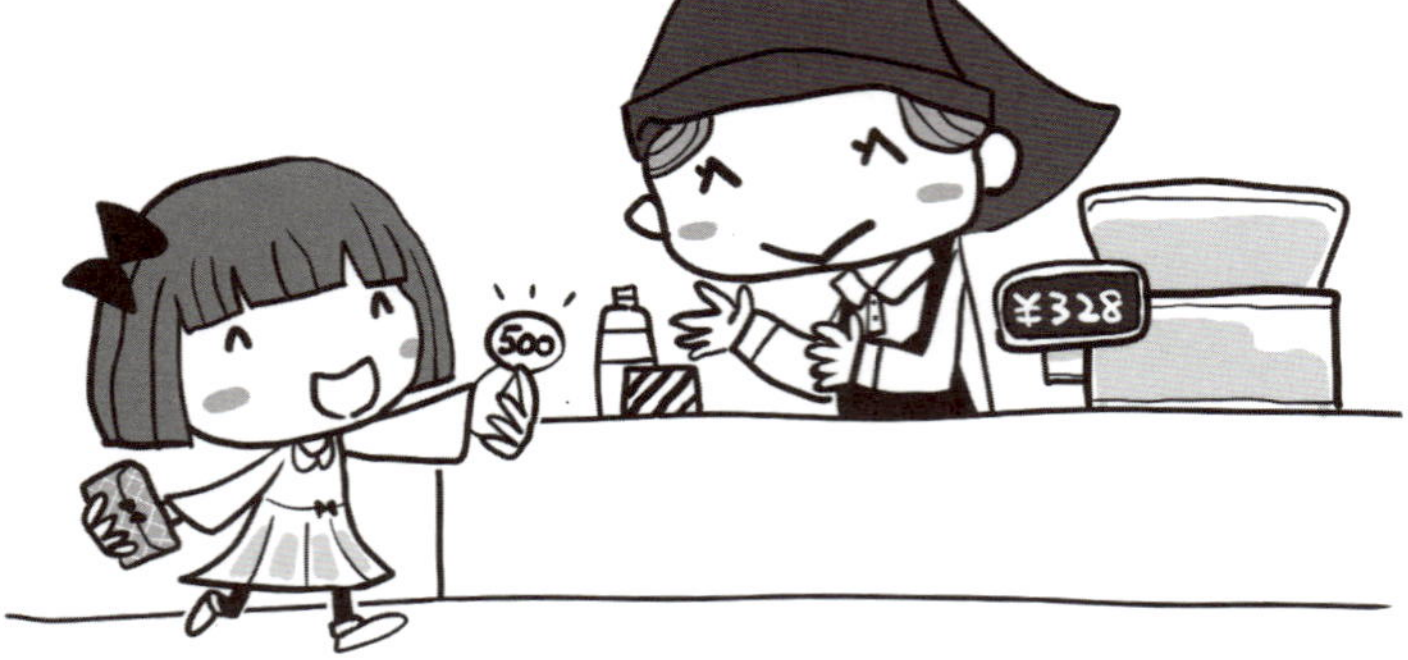

コラム

考える力を鍛えるために、時には「混乱」することも重要

子どもは、学齢期から現金を持って、買い物の経験をすることで、「お金の量」と「物の価値」がつながっていきます。

モニタリングに協力してくれた子どもたちは、4か月間で大きく成長を遂げ、1年後には当たり前のようにお金を使っていました。そして、限りある金額の中で工夫し、貯める・使う経験を積み重ね、金銭感覚を身につけていきました。

子どもたちは、取り組みの中で混乱する場面も多々ありました。「お金が足りない」「買う品物が見つからない」「今まで硬貨でもらっていた小遣いが紙幣になった」……など、本人にとって想定外の場面に遭遇します。

しかし、この「混乱」は脳をフル回転させます。子どもが困るから、パニックになるからやめさせるのではなく、「何で?」という疑問を持たせて、考えさせることが重要なのです。それを乗り切った子どもたちは、どんどん生活の中で工夫するようになります。

「混乱」は決して悪いことではありません。ただ、一つだけ気をつけたいのは、中学校入学など環境が大きく変わる時や、成長に伴う体や心の不安定さが見られる時期です。

ただし、子どもの心が大きく揺れ動き、不安が生じやすい時期は、無理に新しいことを始めさせずに、今やっていることを定着するように見守りましょう。お金のチャレンジは、その後でも大丈夫、と割り切ることも重要です。

大人になる準備を始めた子どもたちが、社会に旅立つ日を心待ちにしましょう。

21 やりとり 「理由」を伝える文章を書いてみよう

子どもの言動には理由がありますが、理由をうまく言えないことで誤解を受け、自尊心が低下してしまう場合があります。まずは提示された選択肢を選ぶ練習から始めましょう。

ねらい

状況を説明したり、自分の思いを伝えたりすることが苦手な子どもは、少なくありません。理由を説明できないために周囲に誤解されて、本人が自信を失ってしまうこともあります。

口で説明することが難しい場合は、まず、**選択肢の中から選ぶ**、文章を書く時に使う「書き言葉」で相手に伝えるなどの経験を重ね、表現の仕方を学んでいきます。

用意するもの

・筆記用具

やり方

〈選択肢から選ぶ〉

①次頁の図のように「あなたは、なぜ○○しましたか?」と理由をたずねる質問文を、大人があらかじめ紙に書く。

②「理由」の部分を空欄にした回答文を作り、子どもの答え（理由や思い）を想定して、複数の選択肢を書いておく。

③子どもが、自分の気持ちを表現していると思う選択肢に○を付ける。

④○を付けた選択肢の内容を、子どもが空欄に書き入れる。

⑤完成した文章を大人が読み、子どもの気持ちを確認するとともに、大人の思いも伝える。

〈声に出してみる〉

①選択した文章を、子どもが自分で読んでみる。

②大人は、子どもの理由や思いがわかったら、その旨を子どもに伝える。

例：「○○という理由で、△△していたんだね」

名前（　　　　　　　　　　）

理由をたずねる文章

1. あなたは なぜ ぞうきんで 机をふきましたか？

回答文

それは、＿＿＿＿＿＿＿＿＿＿＿＿＿＿＿＿ からです。

（机が汚れている　机がきれいになる　先生が言った　お母さんが見ている　他の人が使う）

あてはまるものを選んで○で囲む

2. あなたは なぜ ゲームをするのが 好きなのですか？

それは、＿＿＿＿＿＿＿＿＿＿＿＿＿＿＿＿ からです。

（勝ち負けが楽しい　他の遊びよりも面白い　友達と遊ぶことができる　やり方がわかる）

3. あなたは なぜ 図工の時間が 好きなのですか？

それは、＿＿＿＿＿＿＿＿＿＿＿＿＿＿＿＿ からです。

（考えることが楽しい　工作が好きだ　作りたいものがある）

4. あなたは なぜ 終わりの会が 苦手なのですか？

それは、＿＿＿＿＿＿＿＿＿＿＿＿＿＿＿＿ からです。

（緊張することがある　いつまでやるのかわからない　何をやっているのかわからない）

工夫と配慮

- 子どもに質問する内容は、大人も一緒に経験したことや、子どもが取り組む姿を見ていたものを書く（大人がその場を確認していないと、回答の選択肢を提示できないため）。
- 示す選択肢は、大人側が考える「あるべき姿」や願いなどに偏らないようにし、子どもが選んだものを批判しない。
- はじめは選択肢を、おそらく本人が選ぶであろう内容と、それとは正反対の内容の2択にして、選びやすくする。
- 詰問調でたずねると、子どもは責められていると感じたり、「うまく答えられないと怒られるのではないか」と不安で言えなくなる。大人はガイド役のように聞くことを心掛ける。
- 子どもが「自分の気持ちが相

手に伝わった」と実感しているかどうかを確認する。

やってみました！

言えなかった気持ちを紙に書いてみた

　綾子が中学1年生の時、友達同士でトラブルになり、先生から喧嘩の原因を聞かれました。友達が自分本位に説明するのを聞きながら、口下手な綾子は心の中で「違う！」と叫んでいたそうです。先生は綾子の話も聞こうとしてくれましたが、本人は状況をうまく説明できず、悔しい思いをしました。

　帰宅するやいなや、友達や先生を罵り始めたので、私が「あなたはどう伝えたかったの？ 紙に書いてごらん」と言うと、翌朝、文章にした紙を見せてくれました。「じゃあ、これを自分の口で言ってみて？」と声に出して言わせた後で、「綾子の気持ちはよくわかったよ。今日でもいいから、先生に自分の口から伝えてごらん」と後押ししました。

　無事に、先生に自分の言葉で伝えられたようで、友達とも仲直りでき、晴れ晴れとした顔で帰ってきました。

自分の思いをため込まない

　ある日、美沙（10歳）が私に腹を立て、それを紙に書いていました。書き終わると、すっきりした顔に。本人は嫌がりましたが、内容が気になり見せてもらうと、「お母さんは『ダメ』ばっかり言う」と書いていました。

　美沙の気持ちを知り、共感するとともに、私の思いも伝えました。そして最後に、互いの思いを伝え合うことの大切さについて話し合いました。

偉そうな態度は理由を言えないせい？

　大介（11歳）の話はいつも一方的で、友達に対する偉そうな言動も気になっていました。療育で「理由をうまく言えないことが原因では？」と指摘されたので、書き言葉で選択肢を示して選ばせてみました。すると、「早くしろよ！」は「急いでいるので早くしてください」、「聞こえない！」は「もう一度言ってください」という意図だとわかりました。その後は、学校でも担任の先生が選択肢を示され、書き言葉で気持ちを書くように取り組んでくださいました。

　大介は友達にも理由を伝えた上で「○○しよう」と誘うようになり、命令口調も変わってきました。

22

やりとり

手紙で思いを伝えてみよう

書き言葉は、見てわかりやすく、読み直すこともでき、理解が深まりやすいです。特に手紙のやりとりは、お互いの思いを伝えるコミュニケーション手段の一つです。

ねらい

はじめは大人から子どもへ、言葉を通して思いを伝えます。そして、子どもに手紙を書くことを促し、相手に気持ちが伝わる実体験を重ねます。

ただし、書いた文字が汚くて他人に読んでもらえない、自筆のメモが自分でも読めない……。これでは「書いて伝えること」が難しくなってしまいます。読みやすい字を書くことは大切です。

用意するもの

・便箋、作文用紙など　・鉛筆
・はがき　・封筒　・切手

やり方

①大人から子どもへ、メッセージを紙に書いて伝える（手紙を受け取り、嬉しい経験をさせる）。
例：「お誕生日おめでとう。あなたが生まれてきて、うれしい日です」

②子どもが、自分の身近な人に宛て、思いを込めた手紙を、大人と一緒に書く。
例：「おじいちゃん、おばあちゃん、おいしいご飯を作ってくれてありがとう」

工夫と配慮

・子どもから出す手紙は、返事をもらえそうな相手に書く。手紙でやりとりする実体験により、取り組みへの意欲が高まる。
・離れて暮らす祖父母などに手紙を出し、郵便番号、住所、名前を確認して記載する（はじめは大人が下書きしたものを子どもが転記）。

〈中学生からの手紙〉

お誕生日おめでとうございます。
やっとプレゼントができたので、受け取ってください。
心を込めて作りました。
橋本先生が喜んでくださったら、僕はうれしいです。
僕は橋本先生と勉強することが一番好きです。
これからもよろしくお願いします。
今度僕は中学3年生になります。
目標は僕に合った進路を見つけることです。
一緒に進路や3年生の数学の勉強を教えてください。
これからもよろしくお願いします。
もうすぐ最高学年です。

1月〇日

△△△△より

〈小学生からの手紙〉

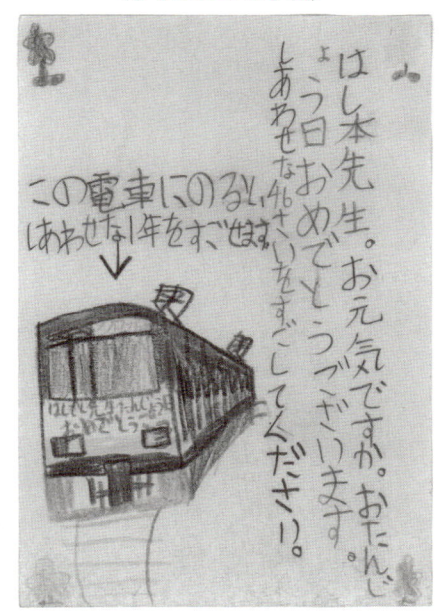

〈封筒〉

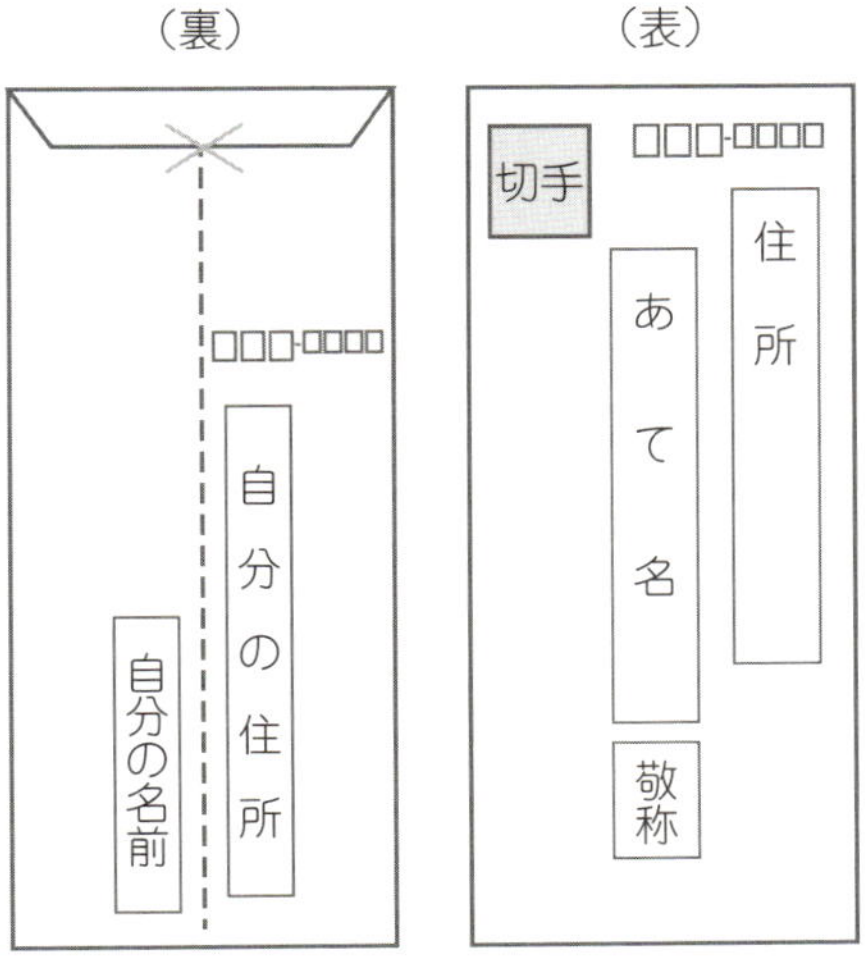

〈はがき〉

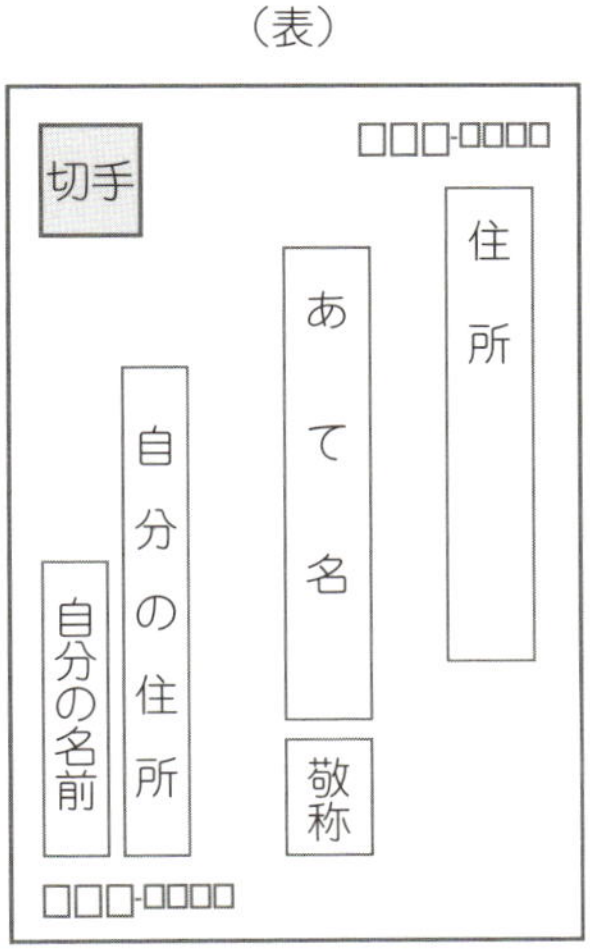

こんな時はどうする？

Q：祖父母に手紙を書くことを嫌がります。

A：祖父母に協力してもらい、まず孫に宛てた手紙を書いてもらいましょう。その際、「元気にしていますか？」「お返事、待っているよ」といった一言を書き添えてもらいます。子どもが乗り気でなければ、大人が書いた返事に本人が一文だけ書き添えて送るなどします。

その後、祖父母から再びお礼のお返事が来た時は、「おじいちゃん（おばあちゃん）が手紙を喜んでくれたよ！」と、子どもに見せ、何度かやりとりしてみてください。

ひとこと

祖父母のことを「田舎のおじいちゃん／おばあちゃん」と呼びながら育った子どもの中には、「田舎」の具体的な地名や、祖父母の名前などを知らず、手紙の宛先に書けないケースも見かけます。祖父母が父や母にとってどのような存在かを説明し、家系図のように示して見せることもよいでしょう。

やってみました！

お弁当に入れた手紙

娘が中学生の時に、毎日、お弁当箱のふたの上に手紙を入れていました。例えば、「今日はあなたの好きなハンバーグを入れました」といった感じです。娘も嬉しかったのか、「いつもありがとう。ささみフライを入れてください」とリクエストのメモを入れた空のお弁当箱が返ってきたりしていました。

〈人に伝える文字を書く〉

「きれいに書いて」「ちゃんと書きなさい」と言われるだけでは、どのように書けばいいのか、何をどうすればいいのかわからない子どももいます。

書き方を導く際のポイントは、①正しい姿勢、②筆記具の適切な持ち方、③書き順、④文字のバランス、⑤文字の配置などです。

大人が子どもに手を添えて教える時には、力を入れすぎないように気をつけましょう。「正しい動き」よりも「押さえつけられている感覚」だけが伝わり、「痛い！」「嫌だ！」と拒まれてしまいます。

例えば、鉛筆を3指で持つことができず、人差し指が鉛筆を巻き込むようにしている場合は、子どもの人差し指に大人の人差し指を添えて書きます。

もし、子どもが「書くこと」が苦手で、避けたり拒んだりして、大人が指導の困難さを感じる時は、読み書き指導に詳しい学校の先生や医療・教育関係機関に相談してみましょう。「書けないこと」の悩みや苦しみを本人が抱いている場合があり、要因を見極める必要があります。

〈書き方を導くポイント〉

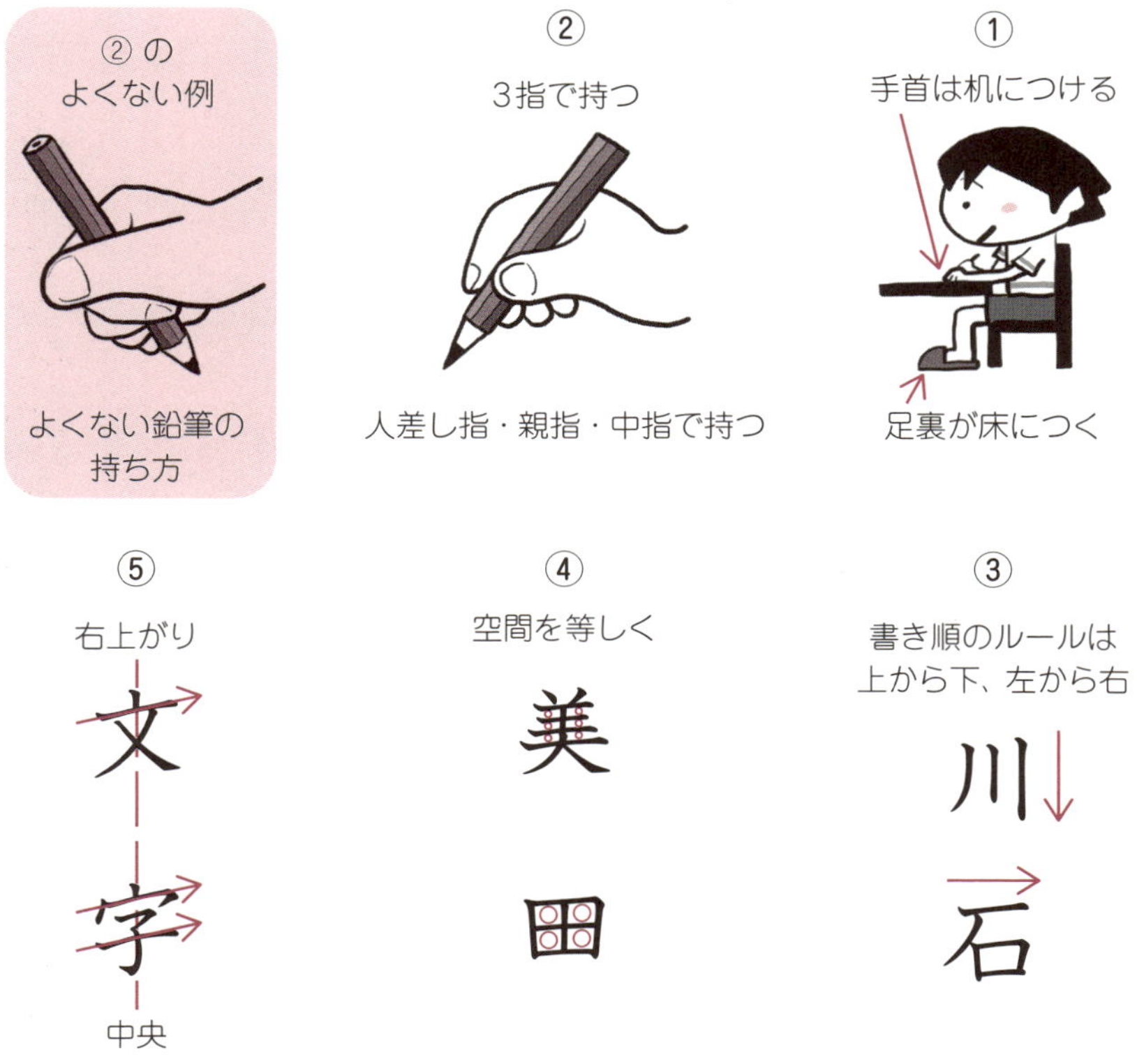

ひとこと

見本の文字を書き写す場合は、「見本の書体」にも注意しましょう。明朝体やゴシック体など書体によって文字のデザインが異なります。

例えば、数字の「1」は「1」なども表記され、私たちはどれも同じものと認識しますが、子どもによっては、形を忠実に再現する必要があると考えて、「1」を書くのに時間がかかったり、「1」と「7」を読み間違えることもあります。そのため、「/」と書くようにしています。

23

やりとり

返事が待ち遠しい交換日記

これから予定されていることを文章にして、交換日記のやりとりをします。「楽しみなこと」「不安なこと」など、気持ちのやりとりを身につけます。

ねらい

日記や作文を書くことが苦手な子どもや、先の予測が立たないことに不安を感じる子どもがいます。予定がわかることで安心感を得られるので、明日以降の予定の文章を書く練習をしましょう。

また、大人と子どもで「交換日記」をしていくと、「人が読むこと」を前提に書くようになり、「伝える」ことにつながります。大人が返事を書く時は、なるべく共感や肯定の思いを伝え、子どもが返事を楽しみにするようにしましょう。

用意するもの

・ノート　・筆記用具

やり方

①ノートに枠線を引いて、「いつ」「誰が」「どこで」「何を」「どうする／どうした」(構文の基本要素)を記入する欄を作る。

②それぞれの欄に、経験したことを子どもが書く。

例：「僕は」「今日」「スーパー○○で」「カレーの材料を」「買いました」

③明日以降に予定している行動について書く。

例：「僕は」「明日」「鉄道博物館へ」「行きます」

④大人は、書かれた文章を子どもと一緒に読んで、最後に「楽しみだね」「大好きな博物館へ行けるよ、嬉しいね」など、気持ちを表す言葉を加える。子どもが期待して予定の日を迎えられるようにする。

工夫と配慮

・日記は、子どもと大人が一緒に経験した楽しい内容を書く。

昨日、ぼくは書道教室で、しょう状をもらいました。とてもうれしかったです。春休みになったら、ぼくは家でやきそばを作りたいと思います。今からたのしみです。

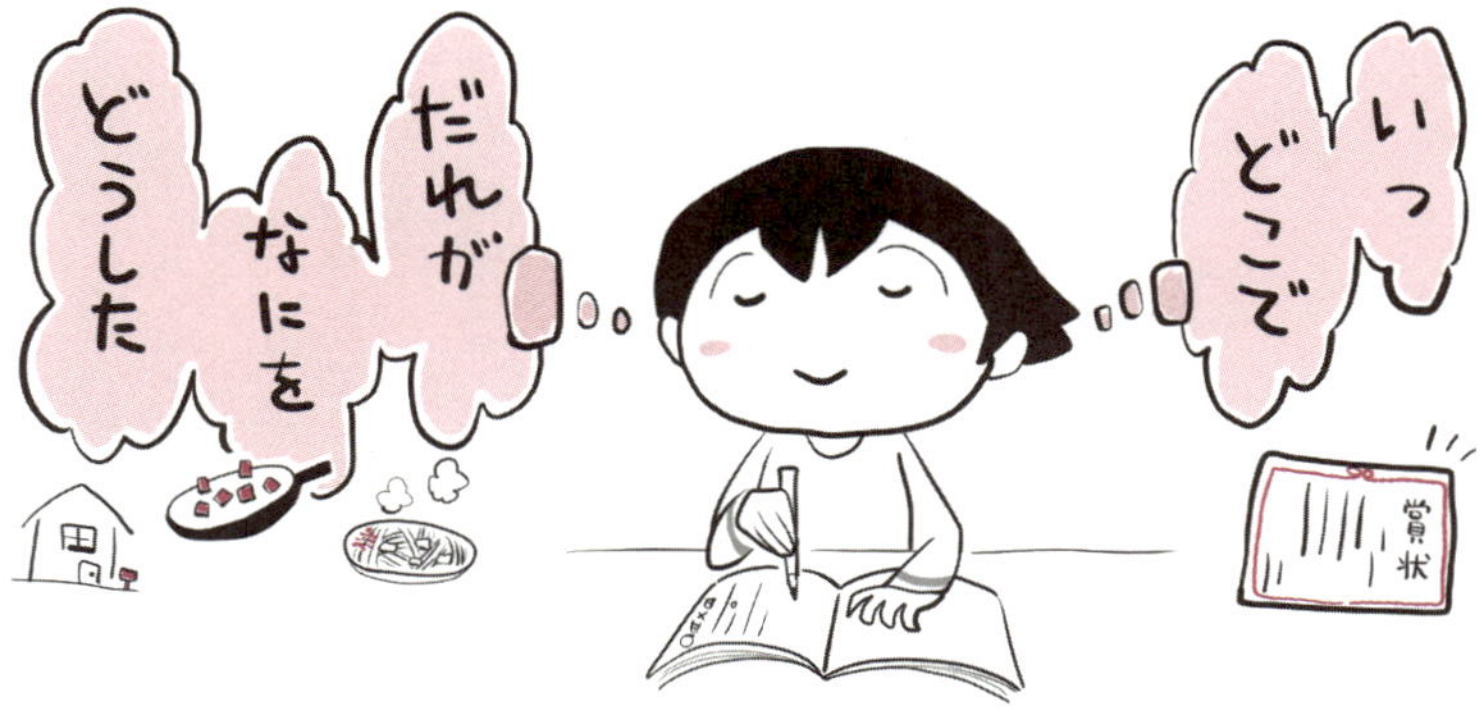

・「どこで?」「どうやって?」など質問が多いと、子どもが書くことを嫌がる傾向がある。
・低学年の子どもには、構文の枠を書いた紙盤を用意。3行程度で「今日のこと」を振り返って書くことから始め、次に明日以降の予定を書く。
・子どもが楽しみにしていること（例：夜に庭で花火をします）を書いて、その内容と同じことが起こる経験をさせていく。「給食のメニュー」などもわかりやすい。
・予定の名称は、子どもにわかりやすい書き方にする。
・日記の内容（予定）は、カレンダーにも書き込んでおく。
・直近に起こることについて書けたら、さらに先の予定についても書いてみる（例：小学校6年生が「ぼくは来年中学校へ行きます」と書くなど）。
・予定の事柄に対する子ども自身の気持ちも書いてみる（例：「～が楽しみです」「～が怖いです」など）。
・楽しみなイベントだけでなく、前もって子どもに知らせる必要がある（心構えをさせておきたい）ことも書き（例：ぼくは1月26日に病院へ行きます）、不安なことや心配なことを話し合っておく。

こんな時はどうする?

Q：「予定」というものがわからないのか、忘れているのか、先のことを書けません。

A：「予定」の意味や、どんなことが「予定」に該当するのかが、わかりにくいのかもしれません。先のことをイメージしにくい場合は、大人が書いたものを見せるだけでもかまいません。また、写真などを見せて「〇〇のことだよ」とわかりやすく伝えてもよいでしょう。

やってみました！

父親と交換日記

小学3年生の康太は、父親と交換日記をしています。父親は帰宅が遅いので、康太はその日にあったことを日記に書いて伝えています。先日は学校のプール開きのことを書きました。

「お父さんへ
今日は大好きなプールがありました。ぼくは水へもぐりたかったけど、お父さんと約束したからもぐりませんでした。康太」

「康太へ
プールでもぐらなかったのですね。約束を守れました。今度いっしょに町のプールへ行こう。その時にはもぐってもいいです。お父さんより」

プールで不用意に潜ると他の人の迷惑になるので、我慢するようにとの約束をしていました。康太は、言われた通りに我慢できたことを、父親に伝えたかったのです。また、父親からの返事に大喜びした康太は、一緒にプールへ行けることを励みに、その後も約束を守りました。未来の楽しみは、今の心の持ちようも変えるのですね。

明日の予告で心の準備

大智は6歳の頃に、療育で構文を使って日記を書くことを教わりました。しばらくして、先生から日記をすすめられ、早速取り組みました。

小学1年生だったので、内容は給食のメニューにしました。「明日はスパゲティーです」と予告して私が書くと、大智は「やった～！」と喜んで心待ちにしています。その後も明日の予定を書いていくと、大智はじっと文字を見ながら考えるようになりました。

時には、彼が苦手なことも書きました。「明日はプールです」と書くと、「プールか……シャワー嫌だけど頑張る」と先のことを予測して、心の準備ができるようになりました。

小学3年生の時は、療育の先生に手紙を書いて相談するようになりました。「キャンプに行くことをやめたいです。校長先生に言ってください」という真剣な内容で、手紙を書いたおかげで、この件について話し合うことができました。

自分の気持ちを文字にして相手に伝えたり、先に起こりそうなことを予測して話すようになり、大智は落ち着いて過ごせるようになりました。

24 ふるまい 人の話を聞く時の姿勢を身につけよう

人の話を聞く時には、「聞く」という姿勢やふるまい方が重要です。その構えによって、相手に与える印象が違ってきます。

ねらい

人との会話や学校の授業など、「聞く」という行為は日常的なものです。話を聞く時に、話す相手の方向に顔や体を向けたり、頷いたりすることは、話し手に「自分の話を聞いてくれている」という安心感を与えます。ここでは、**話を聞く時のふるまい方**を身につけます。

やり方／工夫と配慮

- 人の話を聞く時には、相手のほうを見るように仕向ける。
- 「○○(呼びすて)」「○○さん」と子どもの名前を呼び、注意を向けさせる。
- 子どもが話し手の声に注目しない時は、声のトーンを低くして話す、子どもが注目するまで黙るなど、**対応に変化を加える**。
- 話し手のほうに注意が向いたのを確認してから話し始める。
- 子どもが、大人の会話に割り込んで気を引こうとしたり、他の人の話を遮って一方的に自分の話をしたりする場合がある。「今は△△中です」と話しかけてはいけない時であることを伝えたり、「お姉ちゃんの話が終わってから、○○の話を聞きます」などと説明。
- 会話に割り込まずに話が途切れる時を待つことや、自分ばかり話すのではなく相手に話をする間を与えることなど、**会話における「見えないルール」**を大人が示す。
- 大人の会話が終わったら、子どもが待ってくれたことを認めて、「どうぞ」と話し始めるように促す。
- 子どもを待たせる時は、**「いつまで待つのか」を具体的に示**

すとわかりやすい（例：「5分間待って」など）。

・話の内容が**理解できた時や了承する時には、「頷く」**ことを教えて促す。

・会話中に頷いたり、首を振ったりすることで、自分が了承したか否かを相手に伝えられるという体験をさせる。大人は、子どもが頷くなどの態度を示した時には、「〇〇なんだね」と本人の**意思表示を言葉にする**。

・子どもは、家庭での大人の言動をよく見ている。大人も、普段から会話のマナーを意識したやりとりをして、見本となるようにする。

こんな時はどうする？

Q：遊びやテレビに夢中で、呼べばこちらを見ますが、すぐにテレビへと視線を戻してしまいます。

A：そんな時は、子どもが、こちらに視線を向けるまで待ちましょう。声を荒らげたり、テレビを消して強引に向かせようとすると、「止められた」という感情しか残らない子どももいるので、注意を引くことに留意します。

やってみました！

会社の人に名前を呼ばれても返事なし!?

息子が高校2年生の時に、職業体験をしている様子を目にする機会がありました。会社の方に「〇〇君」と話しかけられた時、息子は返事もせずに、ただ近くに寄って行っただけ。

「これはまずい！」と思った私は、帰宅した息子に、呼ばれたら相手のほうを見て返事をすることを、慌てて教えました。

ひとこと

聞く力を育てるためには、子どもばかりでなく、大人が「わかりやすく」「丁寧に」語りかけることも大切です。荒い言葉やとげとげしい言葉、早い口調は、子どもから聞く力を奪ってしまいます。

何かを指示する時にも、命令口調ではなく、穏やかに明瞭に声のトーンに気をつけて語りかけましょう。まとまりなく、だらだらと話し続けることも、子どもに「聞き流す」ことを誤学習させてしまいます。

25

ふるまい

注意・指摘する前に子どもの話を最後まで聴く

大人が指示ばかりして、子どもに考える時間を与えなかったり、何でも先回りしすぎると、子どもが自発的に話さなくなってしまいます。まずは「聴くこと」が大切です。

ねらい

子どもの話を最後まで聴くことは、とても大切です。話を途中で遮ったり、頭ごなしに決めつけたり、批判や指摘ばかりしていると、子どもはいずれ親の話を聞かなくなってしまいます。

大人が子どもの話を最後まで聴くようにすることで、子どもも人の話を聴く姿勢を学びます。子どもに「作戦会議をするよ」などと言うのも、興味を引く一つの方法です。

やり方／工夫と配慮

・「そうなの」「それで、どうしたの？」と相槌を打ったり、頷いたり、発言を促したりして、子どもの話を引き出す。

・子どもがうまく説明できなくても、「○○なの？」「○○でしょ？」などと大人が先回りしない。子どもが頭を使って考え、言葉をつなげるように時間を与える。

・すぐ返事をしないようなら、「『今、考え中です』だね？」と大人が言い方を教える。

〈子どもがミスをした場合〉

・尋問のように、次々と質問を浴びせない。

・「はい／いいえ」だけでは答えられない聞き方をすると効果的。「うん」「そう」など一語文で終わってしまうやりとりでは話が広がらない。

〈話の内容が複雑な場合〉

・質問が長すぎると、子どもは何を聞かれているのかわからなくなる。本人が話をまとめやすいように、本論や要点を紙に書きながら聞き取ると、互いに共有しやすくなる。

・文字にすると、物事の流れや状況を目で追えて、わかりやすくなる。簡単な関係図を描いてもよい。

・「主語」「目的語」「述語」の順序を整えて書いて見せると、子どもの話し言葉も変化していく。

やってみました！

書いて思考をまとめる

美代（9歳）は最近、学校で先生に注意されました。連絡帳でそのことを知った私は、思わず「何があったの？」と問い詰めてしまいました。すると美代は、「叱られた。悪かった。ごめんなさい。嫌いです」とパニックを起こして、要領を得ない状態に。

そこで、「いつ」「どこで」「誰が」「何を」「どうした」という構文を使って質問しながら、美代にノートに書かせました。

「今日、学校で、私が、チャイムが鳴っても入らなくて、先生に叱られた」

これで、状況がよくわかりました。私が「どうしたらよかったかな？」とたずねると、「チャイムが鳴ったら教室へ戻ればよかった」と言いました。もしかすると、美代はまた同じことをしてしまうかもしれませんが、自分の行動を振り返り、状況を理解していることもわかりました。先生にも、それを連絡帳でお伝えしました。

質問をやめて待ってみたら

息子（10歳）が突然、「学校へ行きたくない」と言いだし、私は悩みました。何があったのかと思い、あれこれ質問しますが、息子は「ううん」「違う」としか言いません。

作戦を変えて、「今は考え中なのね？ あなたの考えがまとまったら話そう」と伝えると、翌日、息子はぽつりぽつりと話し始めました。級友とのトラブルが生じ、物を隠されたり取られたり、トイレへ連れて行かれてからかわれたりしたとのことでした。

私は息子の話を最後まで聴き、「そうなの。大変だったね。これからもお母さんに言ってくれたら一緒に考えていくからね。よく言ってくれたね、ありがとう」と伝えました。

そして、担任の先生と校長先生に相談。その後は、担任の先生が気にかけてくださり、休み時間も目を配っていただきました。息子もようやく、安心して学校へ行くようになりました。

26 ふるまい 子どもの気持ちを代弁する表現

思いをうまく表せないために言葉が乱暴になったり、言葉が足りず誤解される子どももいます。大人は代弁しながら共感したり、表現の仕方を気づかせていきましょう。

ねらい

自分の気持ちをうまく表現できない子どもは、そもそも「自分は何を言いたいのか」がわかっていなかったり、「どのように言えばいいのか」がわからないという場合が多々あります。

また、不用意な発言をしやすい子どもも、「自分の言動が相手を不快にさせている」と気づいていない場合があります。

まず、大人が本人の思いを想像して、代弁する必要があります。これは、子どもが「自分の言いたいこと」に気づくきっかけになり、表現方法を知ることにつながります。

やり方

例：荒っぽい言葉を発する

「面倒ください」

「バカ！」

↓

その言葉に含まれる意味を考え、代弁する。

↓

「そうか、それは面倒だと思うほど難しい課題がたくさんあるんだね」

「バカって思うくらい、悔しいのね」

工夫と配慮

- 一語で言い終えてしまう理由として、「語彙が少なく、状況を言葉で表現できない苦しさを感じている」「他の人から言われた言葉を自分で再現している」などが考えられる。
- 大人が代弁するには、子どものことをよく観察しておく必要があり、決して簡単ではない。
- 代弁した内容が正しくなかったとしても、本人の思いに近づこうとすることに意味がある。

・大人の言動が子どもにとっての見本になるので、代弁する際は適切な表現を心掛ける。

こんな時はどうする?

Q：最近、課題をやっている時に、荒っぽい言動が目立ちます。以前は、そんなことなかったのですが……。

A：子どもの年齢が上がってくると、なぜそのような言動をするのかがわかりにくい場合があります。

課題の難易度が上がり、困難さを強く感じているかもしれません。また、本人が劣等感を抱き始め、それまでは前向きに取り組めた課題でも、「逃れたい」「避けたい」という気持ちが出てきたのかもしれません。直面する課題から逃れるために、乱暴な物言いをするケースはあります。

そうした場合は、叱って課題をやらせるのではなく、「本人にとっての大変さ」を受け止める言葉を使い、見守ることも重要です。子どもの言動に乗せられて、「売り言葉に、買い言葉」とならないようにしましょう。

ひとこと

ふざける、からかう、不適切な場面で笑うなどの言動で、子どもが大人に叱られることがあります。度が過ぎていたり、許容されない状況では、相手を不快にさせ、怒りを買う可能性があるからです。

大人が叱れば、その言動を一時中断できるでしょう。ただし、叱っただけでは、子どもは「どこでやめればよいのか」や「自分の言動を相手はどう思うか」などがわからないまま。いずれまた同じような言動を繰り返し、場合によってはエスカレートします。

大人は、子どもの言動に問題を感じたら、いったんストップさせるとともに、「その言動は相手を嫌な気持ちにさせるよ」などと、相手の思いを伝えます。子どもによっては、気づきにくさもありますが、通訳者のつもりで「人の気持ち」を表していきます。その積み重ねにより、子どもが自制できた時は認めましょう。

ある子どもが、「怒られて、怒られて、怒られてばっかりだ!」と心の叫びを発したことがありました。その子は、怒られることはあっても、改善する手立てを教えてもらえなかったのです。数年後、本人から「僕は『どうすればいいか』を教えてほしかった」という言葉を聞きました。

27

ふるまい

挨拶や返事は家庭から

挨拶をしなければ「無視した」と誤解されたり、返事をしなければ、指示が伝わっているのか何度も確認されることになります。コミュニケーションの食い違いを防ぐためにも、挨拶や返事は大切です。

ねらい

「こんにちは」「ありがとうございます」などの挨拶や感謝の言葉は、日常のコミュニケーションを円滑にします。また、人から何かを言われた時には、「はい」と返事をして内容を復唱することで、「聞いた」「理解した」と相手に伝わります。

挨拶や返事は、特に社会に出てから重要になるので、普段から欠かさないようにします。

やり方／工夫と配慮

〈挨拶〉

・家庭の中で自然に挨拶できるように実践する（例：「おはようございます」「こんにちは」「おやすみなさい」「いただきます」「ごちそうさまでした」など）。

・大人も、子どもに丁寧な言い方をする（「おはよう」ではなく「おはようございます」）。

・家族同士の挨拶は重要。欠かさないように習慣にする。

・思春期になると、挨拶をしなくなる子どももいる。それでも、大人は挨拶を投げかけ続けるようにする。

〈返事と確認〉

・何か指示をされた時には必ず「はい」と返事をすることを身につけさせる。また、その時には相手の顔周辺を見るようにさせる。

・「はいは～い」とうわの空で返事をした時には、指示を理解しているのかを、復唱させるなどして子どもに確認してみる。

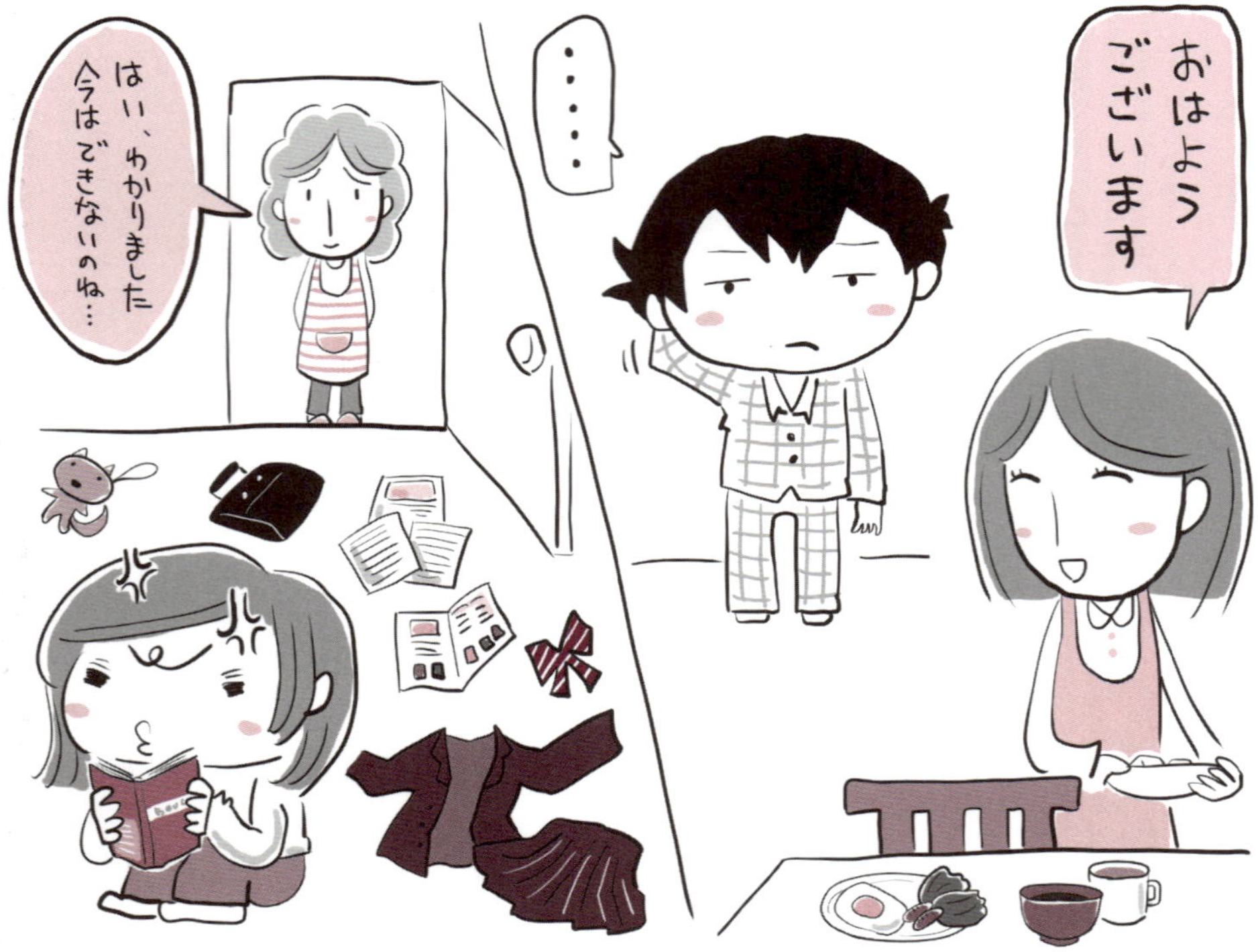

こんな時はどうする？

Q：「部屋を片付けて」と言っても、子ども（14歳）が無視するので、つい「片付けなさいって言ったの、聞こえてる？」と追い打ちをかけてしまいます。すると、明らかに苛立った声で「わかってる！　今できない！」と返されます。素直に返事をしてほしいのですが、どうすればよいですか？

A：思春期の子どものイライラにつられて、「聞こえてるの？」「返事くらいしなさい！」などと強く言うのは逆効果です。大人は冷静に構え、見本となる行動をしましょう。「はい、わかりました。今はできないのね」と、返事と復唱をしてください。

　時間を置いて子どものイライラがおさまった時や、冷静に話ができる状態の時に、「無視するのではなく、返事をして、『今の状況』を教えてくれたら、お母さんに伝わったよ」と、「伝え方」を導きましょう。

やってみました！

返事をすることを知らなかった?!

娘（10歳）は自分の気が向くと話しかけてきますが、私が何か頼んでも、まったく聞こえていないかのように知らんぷり。そんな娘に、いつもイライラさせられていました。

ある時、療育で娘が「はい」「いいえ」の文字カードを使いながらやりとりしているのを見て、「もしかすると、声に出して返事をしなくてもいいと思っていたのかも……」と思いました。

そこで、家でも文字カードを使って「はい」と返事をするように仕向けました。今は、文字カードの有無に関係なく、言葉でのやりとりができます。あの時、文字カードを使うとともに一緒に「はい」と言うことに気づかせてよかったです。

ひとこと

子どもに対して、「言ってくれたらわかるのに……」「話してくれないとわからない……」と思うことはありませんか？　子どもに何かを聞いても、「言いたくない」と言われたり、無言を貫かれたりすることがあります。

無理に聞き出そうとすると、子どもはわざと別のことを言ったり、荒い言葉を投げて逃げようとしたりする可能性があります。療育では、そのような時は「わかりません」と答えることをすすめています。「わかりません」という返事をすると、本人が考えをまとめる時間を作ることができるからです。

人に話しながら自分の考えをまとめていくタイプの子もいれば、自分の中でじっくりと考えを練るタイプの子もいます。後者は、考えがまとまらないうちに話すことを嫌うので、「今はわかりません」「考えがまとまってから言います」と猶予を得る手段を身につけて、考えがまとまったら自分で相手に伝えることが重要です。

ただし、この方法を教えると、すぐに「わかりません！」と言って、考えをまとめようとしない子どもも出てきます。考えることを放棄しているというよりも、考えが浮かばない、正答がわからないなど、子どもなりの言い分があるので、問い方を変えたり、代弁するなどの配慮も必要です。

28 ふるまい
心の中で言う

思ったことを何でも口に出してしまうと、時に周りの人を不快にさせ、取り返しのつかないことになります。「口は災いの元」です。

ねらい

頭の中で「思う」ことは止められませんが、それを声に出して「言う／言わない」は制御することができます。子どもが、言うべきでない言葉を口に出さずに、心の中で言うことにより、**自分の気持ちを整理**したり、**相手に不用意な言葉を投げかけることを防ぎ**ます。

また、独り言が止まりにくい、独り言の声のボリュームが大きすぎて調整ができないといった場合も、「心の中」で言うことを促します。

やり方／工夫と配慮

- 子どもが、言うべきでない言葉を口にしたり、独り言が止まらない時などに、大人が**「心の中で言います」**と言って、声を出させないようにする。
- 子どもがよく発してしまう内容を、セリフのように紙に書いて示し、その言葉は声に出さずに、心の中で言うことを教える。
- 「心の中」という表現がわかりにくい場合は、「お腹の中」などと説明する。
- 「心の中」と言っても発話が止まらない場合は、「口を閉じる」と伝える。
- 子どもは、内言語（心の中の言葉）が口から出ることがあるが、大人がそれに応じすぎると、「声に出して言ってよい」と誤解させてしまう。

やってみました！

声に出したらどうなる？

雄太（11歳）は、何でも口に出してしまいます。「あ～、しんど」「誰がしたんや」「喉乾いたな～」など、自分の思いを次々と言います。

ある日、療育で課題をしていた時に「こんな問題、誰が作ったんや。やりたくないわ！」などと言い続けていると、先生が毅然とした態度で「先生が作りました。そう言うのなら、もう結構です。帰ってください」と言ってプリントを片付けてしまいました。そして、雄太に椅子から降りるように指示し、もう相手にしませんでした。

雄太は慌てて「ごめんなさい！　もう言わないから」と言いましたが、先生は「そう言ったのだから、やらなくてもいいです。帰りなさい」と部屋から出て行かせました。私も協力して、その日は雄太を連れて帰りました。

雄太は言葉の重みを知らず、思うままに口に出します。このままでは、いつか言葉によるトラブルが起きるでしょう。先生は、雄太の発した言葉で相手がどのように感じて行動するかを、示して見せたのです。

自我が芽生えてくる時期は、幼少期のような言葉かけや説教では本人に届かないことがあります。帰宅後、「なぜ先生が帰るように言ったのか？」を雄太と一緒に考えました。そして、次回の療育の前に「先生が作ってくれたのに、あんなことを言ってごめんなさい」と謝りました。雄太は学習する態度で臨むようになりました。

内緒の話？

最近、真奈美（15歳）は「秘密」「内緒」という言葉をよく使い、何か聞いても「言いたくない」と主張するようになりました。ただ、「秘密」と言いながらも、結局、独り言をつぶやく声が漏れてしまうので、内容は把握できてしまうのですが。

私が、「真奈美の秘密は、全部声になって聞こえているよ！」と言うと、「ダメダメ！　心の中で言わなきゃ！」と自分に言い聞かせています。「心の中で言う」ことを教えてからは、少しずつ声に出さなくなりました。

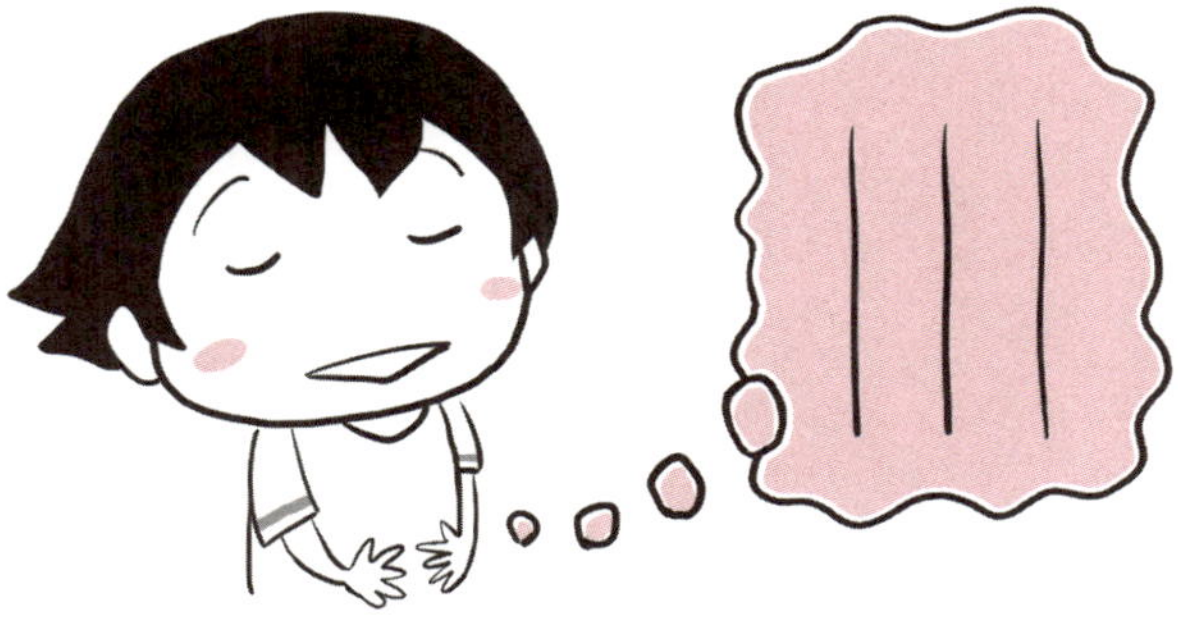

29

ふるまい

「まぁいいか」はキーワード

思い通りにならない時に荒い言葉を使うよりも、気持ちをおさめられるようにしたいものです。そうすることで、本人も周りの人も楽になります。気持ちを切り替える時に役立ちます。

ねらい

曖昧なことや、予定通りにならないことがあった時に、自分の気持ちを静められるようにします。その時のキーワードとして「まぁいいか」を使います。

やり方／工夫と配慮

・不適切な言動などをたしなめられ、子どもがなかなか気持ちを立て直せない時に、大人が「『まぁいいか』だね」と先に代弁してみる。気持ちを切り替える言葉を導く。

・やり遂げなければならない時に、「まぁいいか」を使うのは好ましくない。

・緊張しやすい子どもが、一呼吸置く時のキーワードとして「まぁいいか」を使うことで、緊張がほぐれることがある。初めてのこと、苦手なことをする時にもキーワードとして使う。

やってみました！

気持ちをおさめる言葉

ある日の療育で、豊（10歳）は先生の指示を聞かずに時計ばかり見ていたそうです。終了時刻が近づき、「早く終わらないか」と考えていたのでしょう。しかし、予定した学習はまだ終わっておらず、むしろ先生は「このペースだと10分過ぎる」と予想したそうです。

豊は常に「時間通り」「順番通り」にしたがります。少しでも違うと「もう嫌だ！」「帰る！」などと叫びます。それをよく知っている先生は、「今日は、予定の時間よりも10分延長します」と伝え、豊が嫌がる言葉を発する前に「『まぁいいか』だね」と言ったそうです。それを聞いた本人は、きょとんとしていたとか。

それからは、私も「まぁいいか」を意識的に使うようにしています。最近は、豊も自分から言うようになり、少しずつ気持ちをおさめられるようになってきました。「まぁいいか」のおかげで、とても楽になったと実感しています。

こんな時はどうする？

Q：遊具などを、友達やグループで使う時、絶対に一番（先頭）でないと気がすみません。ついに先日、友達と一番争いで喧嘩になってしまいました。どうすれば、「一番」へのこだわりを解消できるでしょうか？

A：常に子どもの意思を優先して一番にさせていると、「自分の思い通り」にならない場合にぐずりだしたり、不機嫌になったり、喧嘩に発展することがあります。こうしたケースでは、「大人が判断して順番を決める」という方法がとられることも多いですが、子どもが、**自分が選ばれなかった理由を悲観的にとらえてしまう**場合があるので、避けたほうがよいでしょう。

順番を決める時は、誰かの意思や思惑が入らないように、**くじ引きなど「運」で決める方法**を取り入れます。子どもの望む数字が出ず不機嫌になったとしても、運なので、「まぁいいか」のキーワードで気持ちを切り替えやすくなります。

また、トランプやオセロゲームなど勝ち負けを競う場面で、「負け」が見えると途中で投げ出したり、勝った相手に攻撃的になったりする子もいます。負けることは、「相手より下」「弱い」という悔しさや不快感を生むので、それを暴力で補おうとするのです。

悔しい気持ちを持つこと自体は、共感して認めるべきです。しかし、負の感情を暴力で解消しようとするのは、感情をコントロールする経験や、勝負に勝つための努力をする経験を逸してしまうことになります。

もし、トラブルに発展したら、ひとまず子どもをその場から離して、落ち着くまで待ちます。落ち着いたら「負けることもあるよね。『まぁいいか』だね」と声をかけて気持ちの切り替えを行いましょう。時には「『まぁいいか』じゃない！」と返されることもあるでしょうが、「今回は負けたけど、もう一回やろう！」と誘います。練習の積み重ねが、コツをつかむ経験になります。

30

自己管理

「休むこと」を忘れずに

子どもの頃から、「休む」ということを意図的に取り入れ、疲労や緊張を溜め込まないようにします。そして、成人期になってからも、休息をとれるようにしていきます。

ねらい

生活の中で、休憩をとることは重要です。勉強や仕事、作業を中断して、頭を休めたり、喉の渇き、空腹、排泄、眠気、体温調節など生理的欲求を満たしたり、次への準備にあてたりするためです。

学生時代は、時間割の中に休憩時間が設けられていますが、社会に出てからは、自分で休憩のタイミングを意識する必要があります。「休むこと」を忘れていると、仕事や人間関係のストレスによる緊張状態が長く続き、脳や体の疲れが蓄積してしまいます。子どもの頃から、様々な場面で休憩を意識する習慣をつけていきましょう。

また、疲労の原因には様々なものがあります。子どもの生活リズム、人間関係、緊張などから、タイミングや休み方を大人が判断して、休憩させましょう。

休憩は1日、1週間、1か月、1年の単位で振り返り、休めているかをチェックします。子どもにも、心と体の健康状態をセルフチェックする方法を少しずつ教えていきます。

やり方／工夫と配慮

- 食事の時間やリラックスできる時間、睡眠時間を確保する。
- 体力を使う活動をした時は、そのまま遊びに行くのではなく意識的に体を休める。
- 頭を使いすぎる、集中しすぎる（過集中）タイプの子どもの場合、疲れを自覚していなくても目を閉じたり、音楽を聴いたりして脳を休める。
- 座った状態で長時間作業した時は、軽い運動をするか、散歩に行く。
- 暑さや寒さなどに対して感覚

体調	・朝すっきり目が覚めるか？（寝覚めが悪くても1日の活動ができていれば問題なし） ・体の特定部位に疲れや違和感がないか？（例：咳や熱、のどの痛み、切り傷や打撲など）
食事・排泄	・食べる量が減ったり増えたりしていないか？ ・食事をおいしいと感じられるか？ ・便秘もしくは下痢などをしていないか？ ・定期的に排便があるか？
精神状態	・急にイライラしたり、突然涙が出てくるようなことはないか？ ・反応が遅かったり、どうすればよいのか困ることはないか？ ・ため息ばかりついていないか？ ・好きなことをして気分転換できているか？ ・家族や友達との会話を楽しく感じるか？

が鈍感な場合は、定期的に水分補給や休憩をとる。

・立ったままの姿勢が長く続いた場合は、座って休憩したりストレッチをする。

・女子は、生理の前後に体を休めたり、体を冷やさないようにする。

・過度のストレスを感じている場合は、一時的にその要因から離れる、逃げる、やめる。

ひとこと

「休みなさい」と言ってもわかりにくい子どもには、体温計で熱を測って「熱がある」ことを知らせて、「休む」ようにさせます（P83参照）。また、前著で紹介した体の動きを止める方法「小鳥の死んだふり」などで、「どのように」して「どのくらい」動かないで横になるかを具体的に教えます。

「小鳥の死んだふり」とは？

じっとしていることが苦手な子どもに、「小鳥の死んだふり」というキーワードを使って、椅子に座った状態や仰向けの姿勢のまま動かないことを練習する方法。キーワードは「小鳥の死んだふり」以外でもOK。

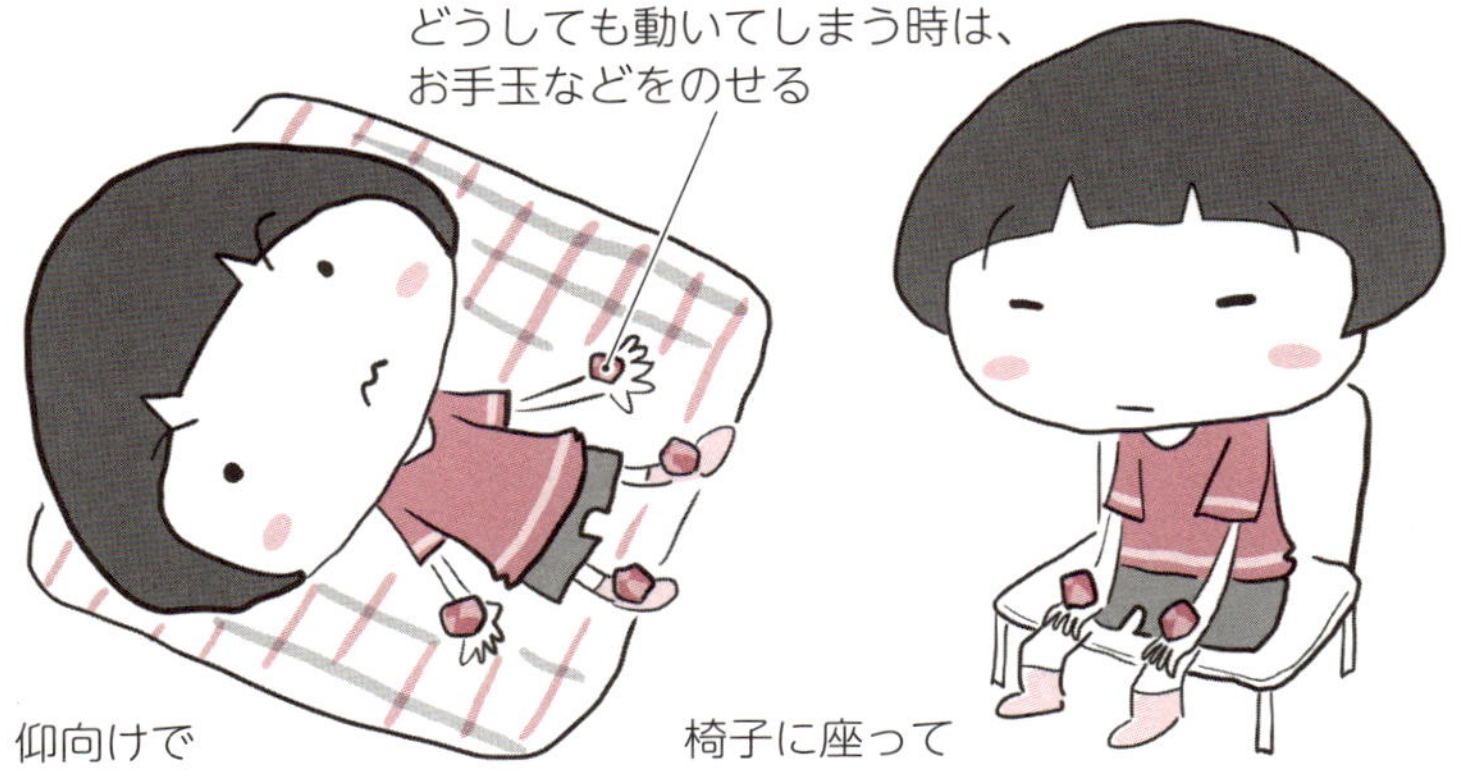
どうしても動いてしまう時は、お手玉などをのせる
仰向けで
椅子に座って

やってみました！

走り続ける脳

息子（13歳）は常に全速力で走っているような子で、何事も精一杯頑張ります。そのせいか、休憩に入ると一気に疲れが出てモチベーションが下がります。そうかと思えば、休憩時間なのに違う活動をやり始め、休憩になっていない時もあります。「休憩」の意味や、休憩時間に何をすればいいのかがわかっていないのです。

息子のように時間の隙間が苦手な子は、常に思考が走り、脳が全力疾走します。そのスピードを過度に下げないようにするには、短い休憩をこまめにとるのがポイントです。

はじめは1時間ごとに、水分補給をする、トイレに行く、仰向けになって目をつぶり、1分間深呼吸をするというように、スケジュール化していきました。慣れてくると、「午前中に休憩を3回」というように、回数を伝えるだけで行動できるようになりました。

スケジュールを入れすぎる

子ども（19歳）は就職して働き始めましたが、仕事の予定が詰まっているにもかかわらず、手帳に空白があるのを嫌い、休日にもプライベートの予定をどんどん入れてしまいます。その結果、疲れが残っていたり、風邪をこじらせたりするのですが、「大丈夫！」と言って会社に行きます。

ある日、会社で激しいめまいを起こし、早退をすすめられたのに「大丈夫です！」と仕事を続けてしまいました。ところが、限界を超えてしまったようで、翌日会社に行く途中で体が動かなくなってしまったのです。上司からしばらく休養をとるように言われ、その後3日間熱が続き、1週間休むことになりました。このことをきっかけに、詰め込みすぎると、かえって周りに迷惑をかけると気づいたようで、スケジュールに休みを入れるようになりました。

> **ひとこと**
>
> 療育の時に、難しい課題になるとあくびをする子どもがいます。「脳が疲労を起こしていますね」と親子に説明して、あくびをする時には手で口を覆うようにふるまい方を教えています。あくびをしたとしても、必ずしもさぼっているのではなく、疲労するほど頑張って取り組んでいる場合もあるので、解釈には注意が必要です。

31 体と心の成長――性のこと

自己管理

思春期の成長には初経、精通、発毛など男女の特徴が現れます。発育の段階を踏まえながら、体の仕組み、異性との距離、社会道徳や公衆衛生などを教えていきましょう。

〈人体や性のことを教える〉

ねらい

小学校高学年あたりから、体の変化が見られます。早ければ小学4年生から、女子は生理が始まったり、胸が膨らんできたりします。男子は声変わりや精通が始まり、男女ともに陰毛が生え、体に変化が現れ、心も大人へと変化する時期に差しかかります。大人のふるまいを身につける時期でもあるので、親が介入しにくくなる前に、体の変化について親子で向き合い、正しい知識を伝えておくとよいでしょう。

性教育というと、生理やマスターベーション、セックスなどについて、子どもにどう教えたらよいかと悩む親は多いです。学校の保健体育の授業などでも教わりますが、それに補足して、家庭でもフォローしておきたいところです。

その際のポイントは、性や生殖器だけをクローズアップするのではなく、人体の仕組みの一部として（生殖器も臓器の一つと位置づけて）、仕組みを教えることです。

顔には目や鼻、口があり、体の内部には心臓や肺、肝臓、すい臓などの臓器があります。体に備わっているものには、すべて命を継続させる役割があることを教えます。生殖器もその一つとして教えていきます。

やり方／工夫と配慮

- 人体模型図などを使って、体の中の状態や構造を教える。
- 具合が悪い時、体に痛みを感じる時は、その場所を指さして医師に伝えることを教える。
- 人との距離感を教える。

〈男性外性器〉

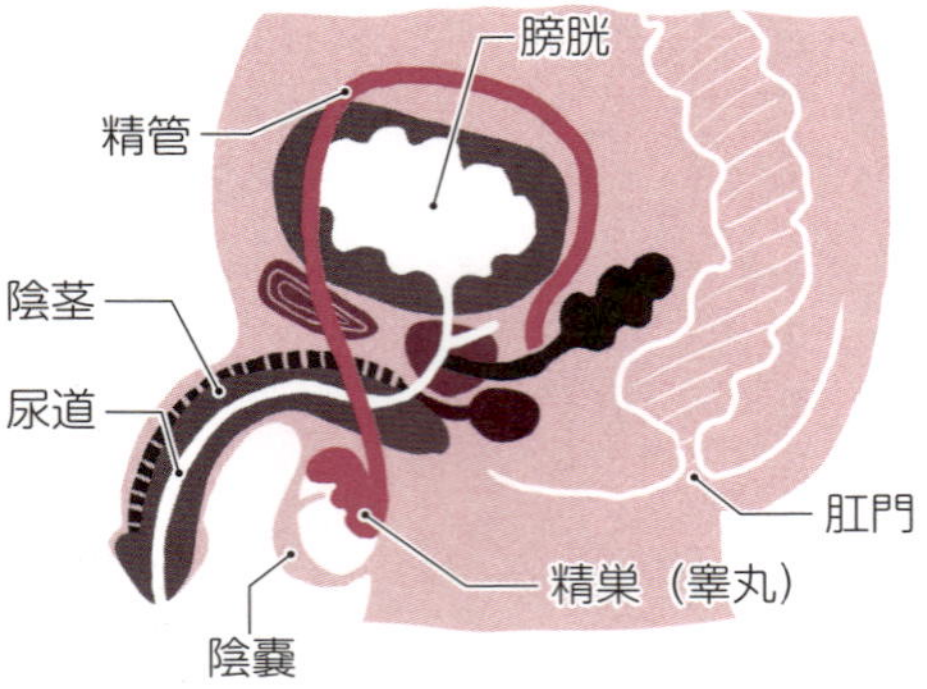

〈女性器〉

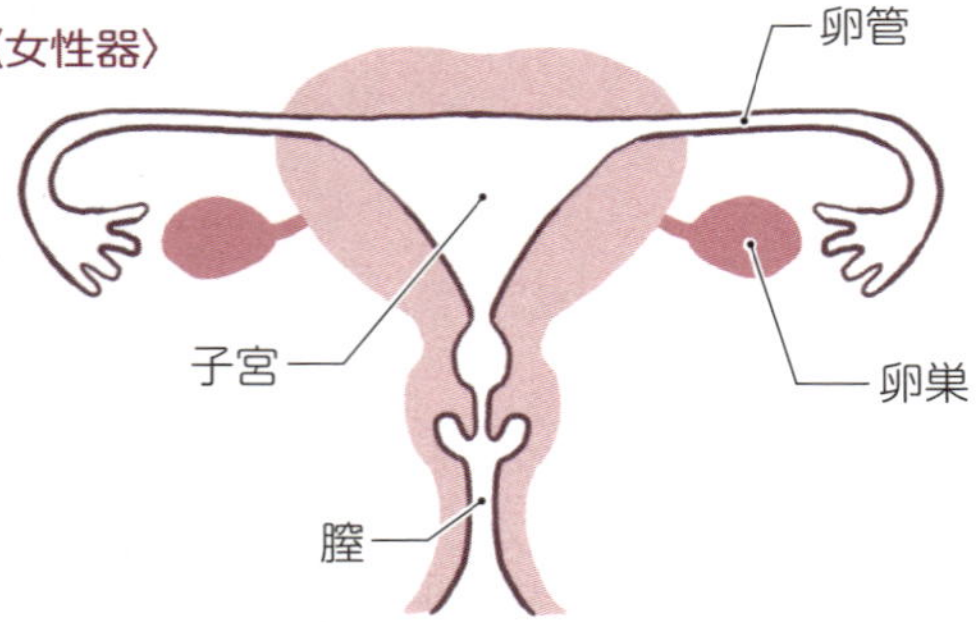

〈内臓〉

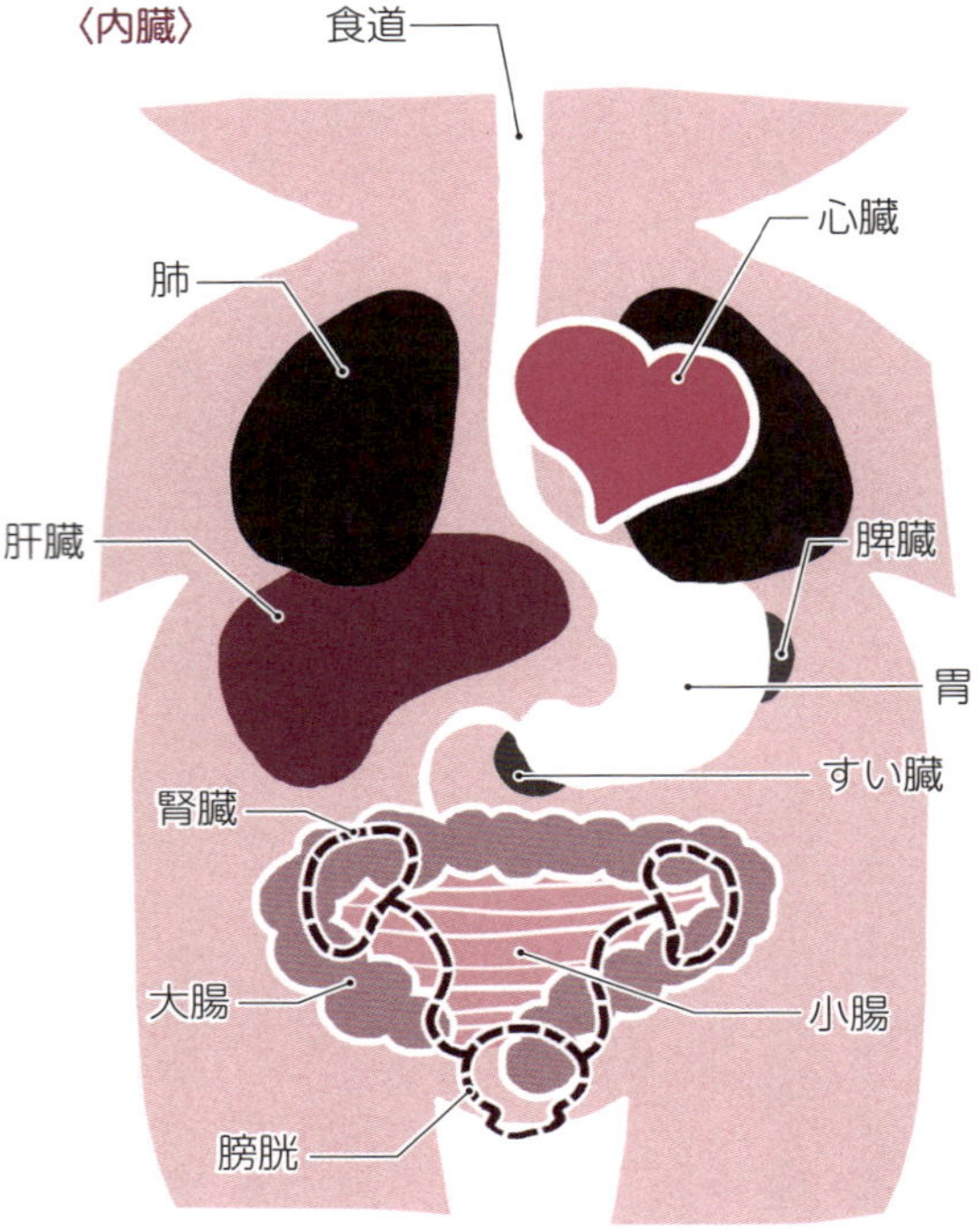

心臓	体全体に血液を送るポンプの役割をする。血液の中には栄養分や酸素が含まれる。
肺	吸い込んだ空気から酸素を取り込み、血液中に送る。血液から二酸化炭素を受け取り、呼吸により体外に吐き出す。
胃・十二指腸	食べた物を消化し、栄養分を取り込む。
肝臓	食べ物から吸収した栄養分を集めて体に供給する。アルコールや体内で作られた有害なものを解毒する。
すい臓	消化酵素を出して糖やたんぱく質、脂肪を分解する。血糖値のバランスをとる働きをする。
小腸・大腸	小腸で消化物から栄養分を吸収し、大腸でそれ以外の残ったものを大便として外に出す。
腎臓・膀胱	腎臓は尿を作るところ。作られた尿は膀胱にたまり、体外に排出される。
男性外性器	陰嚢と陰茎がある。陰嚢の中に左右一対ある睾丸（精巣）で精子が作られる。
女性器	卵巣と子宮がある。左右一対ある卵巣で卵子が作られる。精子を受け入れて妊娠し、胎児を育てる。

・清潔について教える。
・インターネットや友達から教わらず、大人が教える。

〈プライベートゾーンの確認〉

ねらい

自分の体のプライベートな部分を知っておきます。プライベートゾーンは、**気軽に他人に見せたり触らせたりしてはいけない**ことを教えます。

やり方/工夫と配慮

・服を着ていても、頭の先から足の先まで、すべてがプライベートゾーンという意識を持たせる。髪を触る、異性と肩を組む、腰に手を回す際には相手の許可がいる。
・水着（ビキニ）で隠す部分は、自分と自分が許可した人しか触れない場所。**不特定多数の人に見せてはいけない場所**と教える。
・これ以上近づくと人が不快に感じる距離や空間（パーソナルスペース）を意識させる。具体的には、**片手を伸ばしたぐらいの距離をあける**ことを目安に教える。
・知らない人をじっと見つめたり、相手の許可なく触ったりしてはいけないことを教える。「知らない人の顔を3秒以上見つめないで視線を外す」など、具体的に伝える。
・異性の体の仕組みも教え、配慮や思いやりなどいたわる気持ちを育てる。

〈清潔にすること〉

生殖器はデリケートな部位なので、清潔にすることを意識させます。「不潔な状態」とは、きちんと洗えていない、不潔な手で触る、痛みやかゆみをそのま

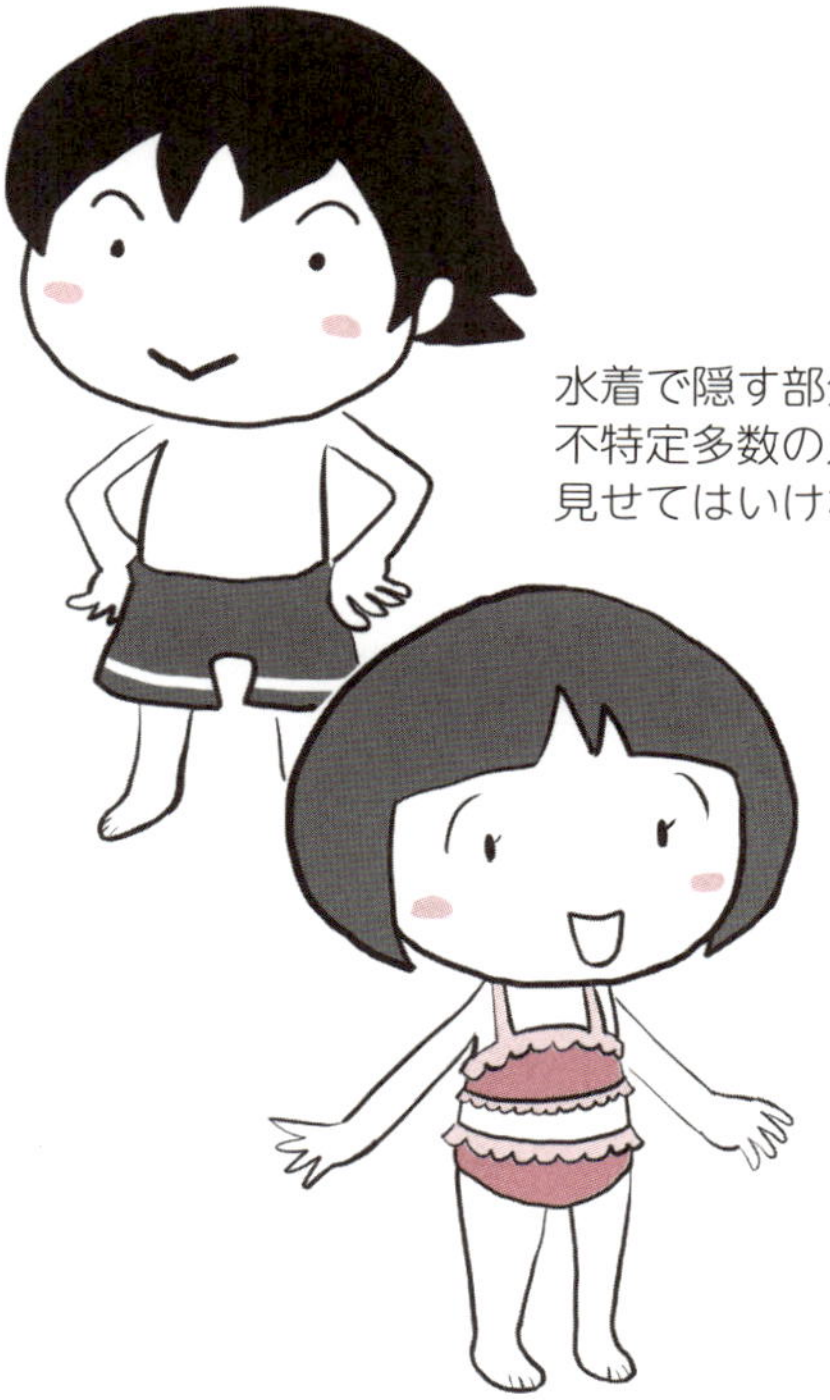

水着で隠す部分は、不特定多数の人に見せてはいけない場所

ま放置してしまうなどです。

排泄後に手を洗うことは当然ですが、外から帰ってきた時などは、用を足す前にも手を洗います。爪が伸びていると雑菌がたまりやすくなるので、伸びてきたら切るように促します。

〈女子の生理と処理の仕方〉

ねらい

女の子は初潮を迎える前に、生理用品（ナプキン）の使い方を練習して備えます。下着の汚れに注目させて、汚れていたら下着をはき替えることを意識させます。

やり方

- 月経時は、約2時間ごとにナプキンの取り換えを行う。経血量が少ない時でも、雑菌の繁殖を防ぐためにこまめに取り換える。
- 経血の汚れは、トイレットペーパーでごしごし拭くのではなく、膣にペーパーを数秒間押し当てるようにする。
- 汚れたナプキンは経血が付いた面を内側にしてくるくると巻き、新しく使うナプキンのラップで巻いて衛生ボックスに捨てる。
- 生理用のショーツとナプキンをポーチに入れて携帯させる。
- 経血が多い時は入浴を控え、シャワーの温水で丁寧に洗う。
- 生理用品のメーカーが変わると皮膚にかぶれを生じる人もいるので、自分の体質に合った商品を使う。かゆみから、人前で掻いてしまうこともあるので留意する。

やってみました！

生理用品とその扱い

そろそろ娘（小学5年生）の生理が始まるのではと思い、何か準備をと気ばかり焦っていました。療育で相談すると、「ナプキンの処理の仕方を覚えるために、包帯を巻いて留める練習をしておきましょう」とアドバイスされました。

早速、包帯を買ってきて、娘と二人でくるくる巻いてテープで留めていきました。他にも、自分の下着のたたみ方や、人目につかない持ち歩き方などを教えていきました。自宅のトイレの扉には、生理の始末の手順をしばらく貼りました。

そうして準備をしていたこともあり、娘は思ったよりも混乱なくその日を迎えることができました。成長を感じました。

〈マスターベーション〉

ねらい

男の子は、精巣で作られた精子を外に出すために射精をします。寝ている間にする夢精や射精による体の変化と向き合います。マスターベーションは、体に悪いことではなく、大人になった証として受け止めます。

やり方

・プライバシーが守られている自分の部屋、人に見られない場所、鍵のかかる場所などで行う。
・清潔な手で性器を軽く握り、上下にやさしくこする。
・射精後は精液をトイレットペーパーで拭き取り、トイレに流す。部屋の換気も行う。
・下着やシーツが汚れたら取り換えて、自分で洗う。

ひとこと

マスターベーションの方法や処理の仕方などは、ネットや友達同士の会話から知る子も多いですが、間違った知識や情報を鵜呑みにしてしまうこともあります。親子で向き合うことに照れくささを感じる年齢になる前に、大人が子どもに話しておきましょう。

やってみました！

一人の時間を持つように

次男（中学1年生）へのマスターベーションの教え方は、夫と二人で考えました。長男との二人部屋だったので、間仕切りのロールスクリーンを取り付けました。本人のベッドもありますが、押し入れの中であれば誰にも見られないことを伝えて、そこで射精とその処理をするように父親が伝えました。

親としては正直「難しいのでは？」と案じていましたが、次男は意外とできるようになっていきました。そして、自分が一人になりたい時にも、押し入れに入ってマンガを読んだりするようになっていきました。今は、彼の一人の時間も大切にしてあげています。

〈性のマナーと思いやり〉

好きな人との距離が近づき、いずれお付き合いが始まるかもしれません。その時に、相手の体に触れることを強要したりせずに、相手の気持ちを確認することを教えます。

愛情について伝える時は「やわらかさ」「あたたかさ」など子どもがイメージしやすい表現を用いて意識させます。

〈自分の体（心）への違和感〉

自分の体と心の性が一致しないことで、悩みを抱える子もいます。誰にも相談できずに苦しんでいることが多いので、子どもを観察しながら、一人の人間として理解し、尊厳の気持ちを持って接してください。性的マイノリティやＬＧＢＴＱなどを専門とした相談窓口もあり、本人だけでなく周囲にいる親や大人も相談できます。

〈アダルトサイトや動画の閲覧・配信に注意〉

アダルトサイトや動画の多くは、愛情表現を元に作られたものではなく、主に男性側が短時間で性的興奮を高めるために作られているものです。中には、暴力的で女性を道具のように扱うもの、表面上は嫌がっているように見えても本当は求めていると思わせるものなど、相手の気持ちを無視した作品が多くあります。

今はネットで無料閲覧できるアダルト動画がたくさんあり、観ることを禁止したり、フィルターをかけたりしても、すぐにたどり着いてしまいます。

ネットのアダルト動画の多くは性欲を解消するためだけのものであり、身近にいる異性や将来のパートナーに実践するべきではないということを、強く教えなくてはなりません。また、フィッシング詐欺や有料サイトにつながっている可能性もあるので、子どもがアダルト動画を閲覧していることがわかった時には、そうした様々な危険が潜んでいることも伝えます。

さらに、ネット動画は閲覧するだけでなく、自分自身で撮影して配信することもできます。もし、子どもが自分の体の一部を撮影して配信している可能性があれば、その画像や動画は全世界に公開されているのと同じで、後で削除したいと思っても、一生残ってしまう可能性があること、社会的な不利につながることを伝えます。

3 章

学齢期の心配事、よその家ではどうしてる?

育てにくいのはうちの子だけ？――そうではありません。
他の家庭でも、試行錯誤しながら奮闘されています。
本章では、多くの親が気になっているテーマについて、
様々な家庭のエピソードや取り組みを紹介します。

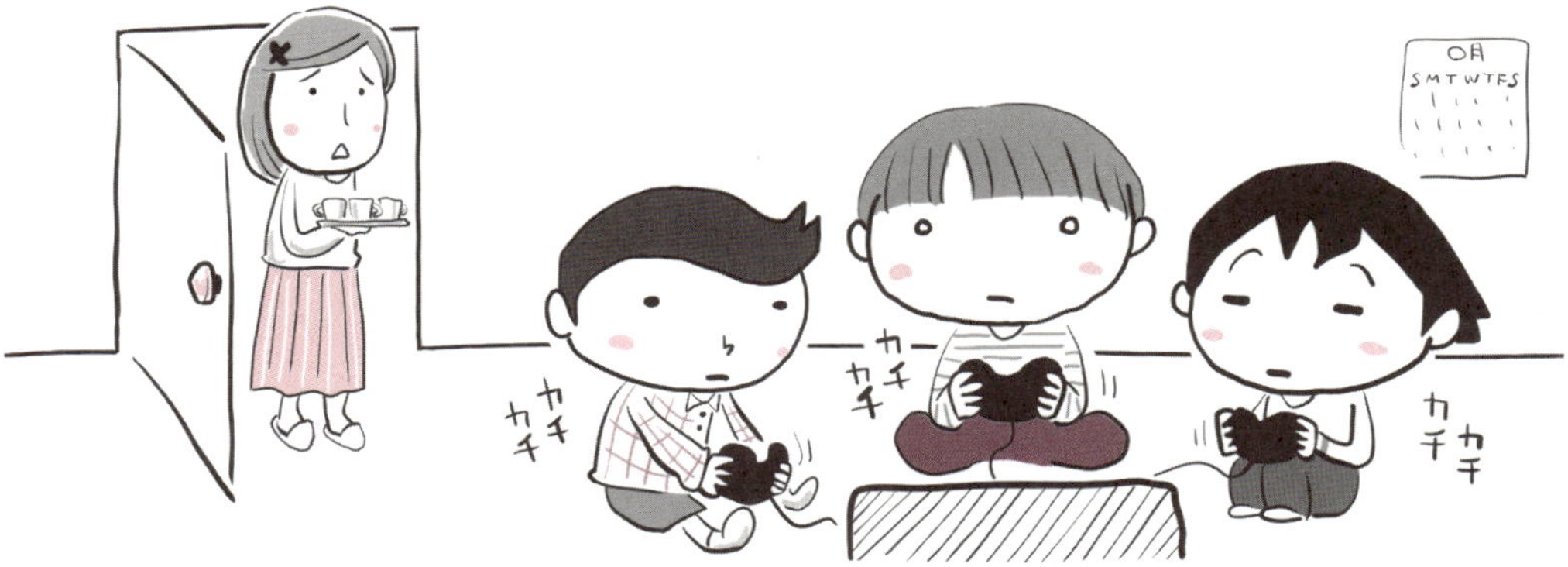

「学校の勉強」家ではどうしてる？

つまずきが起こりやすい時期

小学3、4年生くらいになると、抽象概念を扱う学習内容が増え、勉強面での困難さを感じ始める子どもが出てきます。また、自分と周りの友達を比べて「できない」という思いや、劣等感を抱くこともあります。

こうした学習面でのつまずきから、自分の理解不足を隠そうとして言動が荒くなったり、「学校へ行くのがしんどい」と思い始める子もいます。

「勉強なんて、できなくてもいい」と言う親御さんもいますが、本人はわからない学習内容に悩み、苦しみ、誰にも言えずにいることがあります。

勉強は何のためにするのか

そもそも、勉強とは自分が生きていくためにするものです。情報を取り入れ、知識を身につけることで、様々な分野について理解できるようになります。「自分のやりたいこと」を見つけて、それを実現するためにも、幅広い知識を得ることは役に立ちます。

そして、知識を使うためには思考力と判断力が必要です。課題に向き合い、解決方法を色々な道のりを経て探すことや、最終的に「わかる」まで取り組むことも勉強の意義の一つです。

〈勉強で得られること〉

- 知識や情報
- 読み取る力や理解する力
- 問題解決の力
- 集中力
- 表現力
- 人とのやりとりと深まり
- 考える力
- 「わかる喜び」の体験
- 勉強の習慣が、将来、資格を取得する際などに役立つ

家庭では、机上の学習だけで

なく、家事、買い物など、生きた勉強を通して視野を広げていきましょう。

「実感できる学び」を工夫

子どもが学校の勉強につまずいた時は、目に見える能力やテストの結果で判断せず、**学習過程のどの部分に困難を感じているのか**に目を向けます。

そして、子どもが理解できるように教え方や教材を工夫して、思考力を伸ばす必要もあります。理解しにくい場合は、実際に子どもが見て触って感じる経験をさせるなどして進めます。

長い時間がかかっても、子どもが自分の頭で考えて、試行錯誤しながら継続することが重要です。今は高いハードルに思えても、年齢が上がるにつれてためていた力が発揮され、乗り越えられることもあります。

こんなことがありました

人と比べて評価しない

娘から暗唱テストで「クラスで2番だった！」と聞いて、思わず「よかったね！」と声をかけましたが、すぐに余計なことを言ったと後悔しました。

これまで育ちにくかった娘がクラスで2番目というのは、本人が努力した結果であり、親としても嬉しいのですが、「みんなよりも、よくできたから褒められた」という価値観を植えつけてしまうかもしれません。

また、今後苦手なことに直面した時に、努力をしてもみんなと同じような速さで技術を習得できなければ、自己否定してしまうかもしれません。意識・無意識にかかわらず、何気ない会話にこそ親の価値観が反映されます。こんな時は、暗唱テストの前日まで書いたり読んだりして覚えていた**プロセスを褒める**ようにしようと反省しました。

泣いても「勉強は嫌いじゃない」

息子は小学4年生の時に、授業についていけなくなりました。私はその先の進路のことで頭がいっぱいになり、その焦りは息子にも伝わっていたと思います。

当時、私は「息子は勉強が苦手で嫌いなのだ」と思っていました。でも、実際に聞いてみると、「いや、特に算数は好きだし、嫌いじゃない」と言うのです。「でも、勉強する時によく泣くじゃない？」と聞くと、「泣くけど、お母さんとする勉強は好き」と答えてくれました。意外な答えに驚くとともに、息子は「人から学ぶ楽しさ」や「学ぶ面白さ」がわかり始めているのだと気づきました。

とにかく息子がわかるように教えるしかないと腹を決め、絵や図で表して説明したり、本人に作らせたり描かせたりしました。とても手間はかかりましたが、小学6年生になった息子は、「獣医になりたい」という目標を持ち、自主的に勉強しています。

イメージがつかめず、大混乱！

息子が勉強で混乱したのは、算数の面積問題に入った時でした。「昨日までは『線』って言ってたじゃないか！」と、それまで線でとらえていたことが、面に変わって大混乱。そこで、方眼紙に縦と横の線を引いて、「この中に、正方形は何個ある？」と1㎠の正方形を数えさせたら、面積のイメージがつかめたようでした。

その後も、なるべく**具体的に見せて教える**ようにしました。㎡やhaなどの単位も想像しにくいのですが、縮小図で教えたり、床がタイル張りで面積が体感できる場所に連れて行ったり。試行錯誤しながらですが、丁寧に教えることが必要でした。

学校と家では違う姿

娘は学校では「頑張り屋さん」ですが、家では何もしません。オンとオフの差が激しいというか……。でも、よく見ていると、学校で背伸びして頑張りすぎて、すごく疲れているようです。「みんなと同じようにしなければいけない」という思いが強すぎるのでしょう。

療育で相談すると、料理とマラソンをすすめられ、半信半疑でしたが、取り組んでみました。

料理は、はじめは失敗作でも「私が作ったから食べてよ！」と家族に強要していましたが、弟と妹が「おいしい」と言ってくれたのをきっかけに、ご飯の準備を自発的に手伝うようになりました。弟や妹の好きなホットケーキを焼いた時には、家族の喜ぶ顔を見て「また作る！」と人の喜びを我がことのように感じるなど、一方的だった気質が大きく変わりました。

また、以前は学校のマラソン大会でビリに近かったのが、練習を重ねて市民マラソンに出場するほどになり、今では一人で走りに行ったりするように。自分のペースで走る爽快感がストレス発散にもなっているようです。

以前は「娘に何かさせなければ」とオフの状態を過剰にとらえていましたが、今は私が伴走するような気持になり、お互いに楽になりました。

自信が持てない

康夫君（小学5年生）は、新しいことへの不安が強く、緊張してしまいます。離れた場所にいる友達が自分のほうを見て話をしていると、「笑われた」「嫌われた」と思い込んで「どうしよう！」と何も手につかなくなってしまうのです。そんな康夫君を、お母さんは見守るだけで精一杯でした。

療育では、彼に「チャレンジ」と称して、何かに取り組む際には最初に「5回やります」「3回戦やります」などと示して、何度もやることを習慣づけました。何回でもやり直せる、正解できなくても、うまくできなくても、次、また次へと取り組むようにしました。

それを繰り返すうちに、彼は少しずつ失敗を恐れなくなり、自分で考えることや判断する力をつけていきました。

何か失敗した時に、周りの大人が「かわいそう」と囲い込むと、本人はますます引っ込んでしまいます。お母さんとも話を重ね、「彼をどう育てたいのか」「どのように生きていってほしいのか」を一緒に考えました。その後、お母さんは「私が守りすぎる育て方をしてしまっていた」と気づかれ、「○回やります」と、彼にチャレンジを促す声掛けをするようになり、時には「やっておいてね」と告げて離れていくようにされました。

康夫君は、今は不安も少なくなり、物事が手につかなくなることはなくなっています。

療育の合言葉は「失敗は成功のもと」です。失敗を恐れず、「チャレンジ」として繰り返し、それが考える力となり、本人の判断力をつけていくことにつながります。判断力がつけば、周りの評価に影響されず、自分で実感したことを自信に変えていけます。

宿題のやり方を変えた

娘は漢字を見本通りに書かなければ気がすまず、毎晩、私も付き合って夜中までやっていました。疲れもたまってくるし、娘も泣きながらやっていることもあります。担任の先生は「きれいに書けました」とノートに赤字で書いてくれますが、娘と私が夜中までやっていることはご存知ないでしょう。翌日は、いつも親子で寝不足。「この漢字練習は何のためにやっているのか？」と考えさせられました。

療育の先生に相談し、私が書

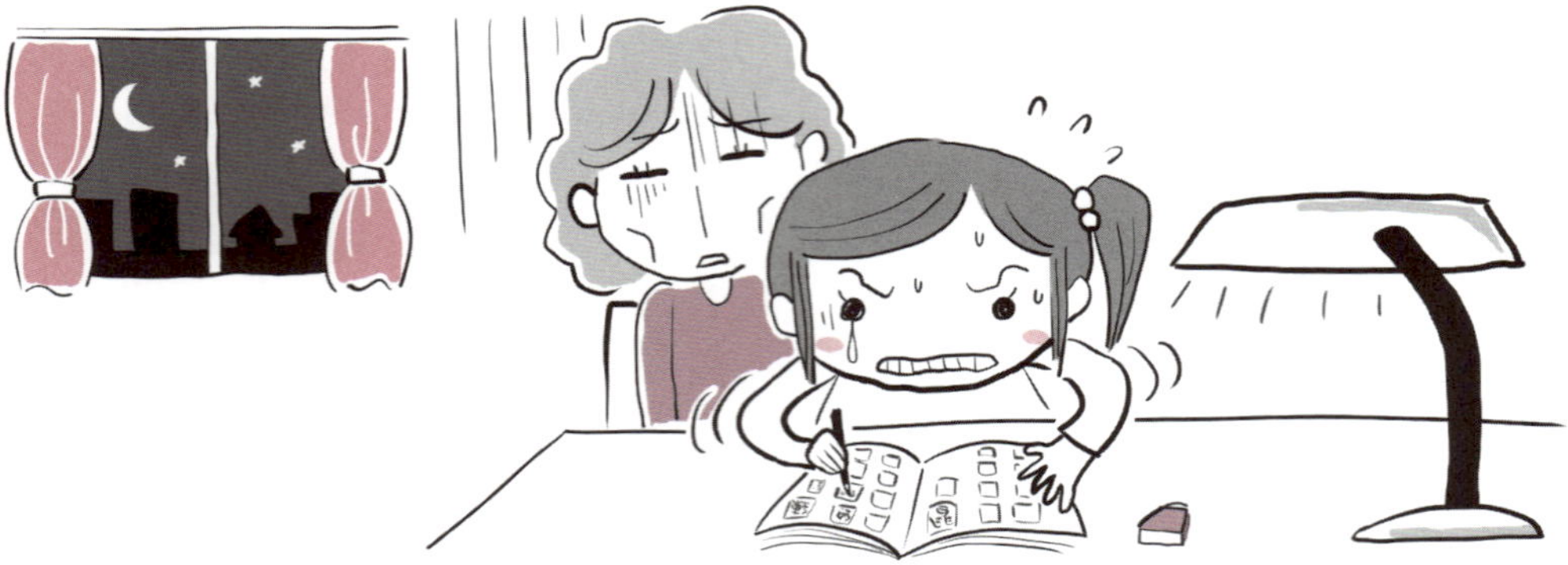

いて見せたり、手添えで「とめ」や「はらい」の動きを教えました。そして、夜中までするのはやめさせて「残ったら朝にやる」という方法に変えました。学習は朝の目覚めている時のほうがよかったからです。また、朝だと私の言葉も娘に伝わりやすいようで、彼女の書くことへの頑なさも変えていくきっかけになりました。

約束を守る、責任を持つ

家であまり勉強している様子のなかった息子が、中学2年生の時に「塾に行きたい」と言いました。安易に行かせるのはどうかと思ったので、「自分で決めたのだから、勉強することも責任を持ってやりなさい。それが約束です」と伝えた上で、通わせることに。

やはり、行き始めると勉強についていけない時もあり、さぼろうとしました。そこで、「約束を守ること」を再確認して、先生への質問の仕方をアドバイス。わからないところがあったら、「どこまでがわかっていて、どこからがわからないのか」を具体的に伝えるということです。そして、「聞かないのは損だよ」と損得で伝えました。

塾の先生からは、「『○○はわかるけど、△△はわからない』と言ってくれるから教えやすいです」と言われました。そうして、わからないところを少しずつクリアしていったのです。勉強に限らず、約束を守るということ、自分の言葉に責任を持つということを実体験できたのではないかと思います。

学齢期の心配事②

ゲームや動画サイトに夢中で生活に支障が…

ゲームや動画サイトは、時間を忘れて没頭してしまいます。子どもが次のような状態にある場合は、環境を変える必要があります。

・自分の意思でゲームをやめることができない。
・ゲームの優先度が、食事や睡眠、学校の宿題よりも高い。
・いけないと思っていても、ゲームに没頭し、その度合いがひどくなる。

このような状態にあったら、それ以上の依存を防ぐためにルールを決めて働きかけます。

依存状態になるのを防ぐためのルール作り

2018年、世界保健機構(WHO)は、テレビゲームやオンラインゲームなどのやりすぎで日常生活に支障を来す「ゲーム障害」を国際疾病分類(ICD)に基づく「病気」として認定しました。依存状態になると専門的な治療が必要になり、受診や治療への意思が固まらないと、なかなかその生活から抜け出せなくなります。

子どもの頃から生活における優先順位を示し、ゲームや動画閲覧の優先順位は低くします。

①曜日を決めて許可する

ゲームや動画サイトの閲覧は、やってもよい曜日を1日だけ決めて許可します。1日に限定するのが難しい場合は、生活の中で時間帯を区切って許可します。「我が家のルール」でかまいません。そして、終了時刻のすぐ後に予定を入れて、隙間時間を作らないようにします。

②ゲーム機やスマホは親が管理

ゲームや動画に夢中の子に、「時間になったら自主的にやめる」というルールは長続きしません。ゲーム機を使用しない時は親が管理します。スマートフォンも、就寝中は親が預かるな

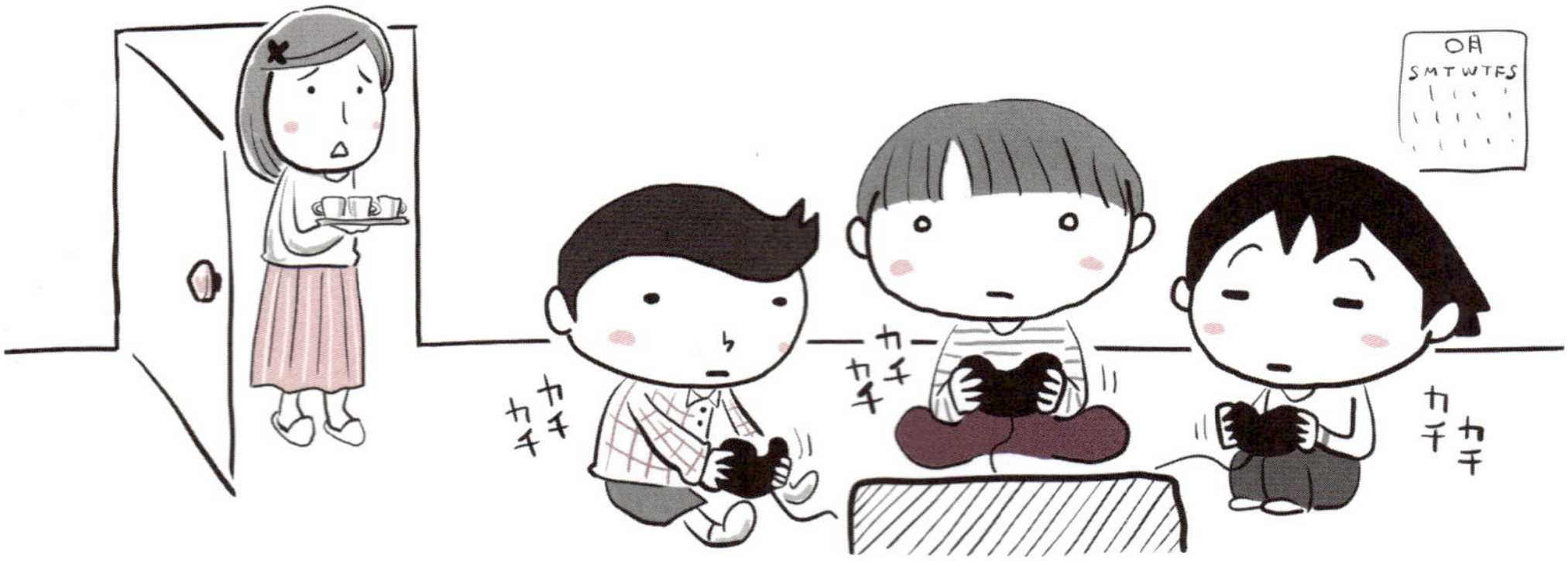

ど、動画やSNSを見続けない環境にします。

③暇な時間を作らない

子どもが学校から帰ってきた後、なるべく手持ち無沙汰な時間を作らないようにします。宿題や家の手伝いなど、やることをスケジュール化しましょう。

やってみました！

昼夜逆転の生活で言動も荒く

誠は、小学2年生までは「鬼ごっこ」などして、近所の友達と毎日思い切り遊んでいました。でも、学年が上がるにつれて遊び方が変わり、ルールが複雑になって、誠はついていけなくなりました。

5年生頃になると友達も変わり、遊びも外ではなくテレビゲームを持っている子の家に集まることが増えました。うちにもゲーム機があるので友達が来ます。ただ、ゲーム中はみな画面を眺めたままで、ゲームに反応して声を上げることはあっても、お互いに話すでもなく時間が来たら帰っていきます。

誠は、友達が帰った後も一人でゲームに没頭し、時間を忘れて四六時中するようになりました。そのうち、学習についていけなくなり、「学校へ行っても面白くない」と、笑顔が減っていきました。

夜にゲームをやりすぎて、朝起きられず、昼すぎに登校することが増え、やがて不登校となり、さらにゲーム中心の生活になりました。親がゲームをやめさせようとすると暴れ、学校へ行くように促すと暴言を吐いたり、兄弟を殴ったり……。

途方に暮れていた時、紹介さ

れた療育センターで相談しました。「昼夜逆転の生活リズムを変えることから始めましょう」と言われ、ゲームを取り上げずに、「時間を決めること」「朝起きること」を促すようにアドバイスされました。本人も「今の生活ではダメだ」と感じていたようで、渋々ですが親が誘う朝の散歩についてきました。朝はジョギングをする人も多く、挨拶されたりもするので、彼にも走ることをすすめてみました。

こうした取り組みを学校に伝えると、先生も励ましてくださり、学習でわかりづらいところなどを教えてくださいました。

また、なるべく暇な時間を与えないように、日課として買い物や料理の手伝いをしてもらいました。まず、1日分びっしりと書き出した親のスケジュールを見せて、誠に「夕飯の支度を手伝ってくれたら助かる」と伝えたのです。そのうち、「このスーパーの肉が安い」などと言って、自ら買い物をしてくれるようになりました。

6年生のある日、誠から「ゲームやめるわ」と言われた時は、本当に嬉しかったです。

ひとこと

病院の待合室や公共の場で、子どもが退屈してぐずったり、騒いだりしないようにと、スマートフォンで動画を見せたり、ゲームをさせる光景をよく見かけます。確かに、子どもは画面に集中して、おとなしくしてくれます。

しかし、足をぶらぶらさせたり、ピコピコと音を鳴らしたり、イヤホンを使わずに動画の音が聞こえていたりして、周りに不快感を与えていたとしても、集中している子どもは気づきません。また、順番が来て呼ばれても「まだ、ゲームが終わってない！」と気持ちを切り替えられない子どももいます。

大人になってから、公共の場で問題のあるふるまいをすれば、係員に注意されたり、他人とトラブルになったりします。仕事の場でも、待ち時間があるたびにゲームをしているというのも、あまり好印象を与えないでしょう。こうしたふるまい方には、子ども時代の経験が影響しています。「おとなしく待つ」練習をさせるなら、ゲームではなく本を読むなどをすすめましょう。

また、「ゲームやスマホを禁止すると、友達同士の会話についていけなくなるのでかわいそう」という話も聞きますが、よく考えて対応しなければなりません。「我が家のルール」を決め、親の言うことを聞くことが必要な場面もあるのではないでしょうか。

障害のこと、本人にどう伝える？

いつ、どのように伝えるか？

小学校高学年や中学生は、多感な時期です。

児童の頃から医療、相談、療育機関を利用していると、自身が他の子とは何か違うのではないかと気づき始めます。また、福祉サービスなどが継続的に利用できることもわかりますし、進学でも特別支援学校という選択肢を、家族で話し合うことがあります。そして、障害者手帳の取得について考えることもあります。

一方で、福祉サービスを利用してこなかった子どもが、多感な時期に、自分の苦手なことや障害から来る特性を、突然他人から指摘されると、混乱したり、傷ついてしまうことがあります。その経験から、大人になっても、「障害」を自身の個性や特性ではなく、悪いイメージで認識し続けてしまうことも。

一方で、大人になってから障害の診断を受けて、「自分の努力不足ではなかった」と知って、ほっとする人もいます。

本人が「障害」を知るタイミングや知り方、知った後の向き合い方は、その後の人生に影響します。そのため、子どもへの障害の伝え方をどうするか悩む親は少なくありません。

伝える時は、主に次のようなパターンで行われます。

〈障害を伝える〉

- 医師や専門家が本人に伝える
- 親が先に医師・専門家から告知を受け、親から子に伝える
- 親子で一緒に告知を受ける
- 施設の職員から話される
- きょうだいから話される

親から子どもへ伝える時は

障害のことを不本意な形で知ったり、不用意な言葉に子ども

が傷つくのは避けたいところです。子どもと向き合って、本人の思いに寄り添って正しく伝えていけるのが望ましいです。

一般的には、主治医、学校の先生、療育・相談機関の担当者などと伝え方について話し合い、連携しながら、本人に何をどのように、どの時期に伝えるのかを検討することが多いです。

伝える時には、障害名や診断名だけでなく、その特性、思考や行動の傾向を具体的に伝えます。障害の一般的な知識とともに、本人が自分自身を理解することにつなげるためです。

特に親から伝える場合は、子どもを一人の人間として大切に思っていること、一人で悩まなくてもよいこと、本人に素晴らしい面があることなども、あわせて伝えてください。後で読み返しながら、本人のペースで受け止めていけるように、「手紙」で伝える方法もあります。

〈本人に伝えたいこと〉

①感じている「わかりづらさ」や「生きづらさ」は障害に由来している場合があること
②自分の苦手な部分は、努力をしつつ、周りに援助を求めてもよいこと
③短所は長所でもあること(逆にも考えられること)
④自分の考え方や生き方次第で、色々な可能性があること
⑤自分を肯定して生きること

こんなことがありました

意を決して伝えた反応は…

息子に障害を伝えることは、彼が2歳11か月で「精神遅滞を伴う自閉症」と診断を受けた時と同じくらい苦しいことでした。

息子が小学校中学年の頃に、「なんで僕だけ『おひさま』(知的障害の支援学級)に行かなきゃダメなの?」と聞かれたことがありました。その時は、どう答えるべきか考えてもいなかったので、「おひさま学級があっていいいね。他のみんなにはないのにね」と、しどろもどろの回答で誤魔化してしまいました。

その後も、息子が質問してくるたびに、私は「隣町からひまわりクラブ(療育センター)に行けるのはあなただけだから幸せだね〜」と〝特別感〟を出すことで答えとしていました。でも、それが「本当の答え」でないことはわかっていました。

支援学校高等部に進学する時に、主治医や中学校の先生とも相談した上で、意を決して障害の話をしました。脳の仕組みをイラストと文字で書いて説明し

たり、支援学校入学にあたって障害者手帳を取得したことや、手帳を使って受けられるサービスなどについて話しました。

息子はじっと聞いていましたが、「何で今頃言うの？」とあっけらかんとした返事。正直、拍子抜けしました。

実は、中学校で友達から障害のことを言われ、自分で調べたことがあったそうです。もしかすると、家にある障害関係の本も読んでいたのかもしれません。

中学卒業のタイミングで話すことが、適切だったのかどうかはわかりません。ただ、我が家の場合は、本人が福祉サービスを使うこともあるので、きっかけとして話しておいてよかったと思います。

高等部へ進学した後は、友達と映画を観る時などに手帳を出して障害者割引を使っています。

親自身が受け入れること

父親である私は、息子の障害について受け入れることが、まったくできていませんでした。学力、コミュニケーション、まだ幼さが残り、同級生と色々な面で差が広がっていく状態でも、高校受験を諦めきれず、「頑張れば何とかなる！」と信じて、息子を励まし続けました。私が望む「みんなと一緒」が息子を苦しめていると妻に言われても、納得できませんでした。

ですが、妻と支援学級担任の先生に半ば説得され、特別支援学校高等部就業技術科を見学すると、まるで目が覚めるような思いでした。特別支援学校の印象が、想像とまったく違ったからです。「働く」目標までの道筋が見え、息子の将来が具体的にイメージできる感じがしました。

見学の後の「教育相談」では、思い切って「入学を希望する場合、本人は自分の特性を知っていたほうがよいと聞きましたが、どうでしょうか？」と「障害の伝え方」について質問。私の質問に、息子の顔色がさっと変わったのもわかりました。

先生は「自分のことを知っていることはとても大切。でも、親も子も一緒に理解を深めることが重要です。この子の特性を理解し、活かし、将来に希望を持てるように教えてあげましょう」とおっしゃいました。

息子は手を膝に置いたまま、じっと聞いていました。私も先生の言葉を受け止めながら、彼と一緒に「障害」について話し合う準備をしようと決めました。

タイミングを検討

夫婦の間で、子どもが大人の話を理解できる年齢になったら、

「障害の話」をしようと決めていました。そして、子どもが15歳になり、その時は来ました。翌年は特別支援学校に進学しますし、そろそろ大人になる準備を始める時期です。

話をする前に、夫婦で子どもの日々の生活を改めて観察し、よいところを書き出しました。父親のほうが観察力があったようで、「約束を守る」「気配りができる」「朝は目覚まし時計で自分で起きられる」など、たくさんリストアップしていました。

本人に伝えると、「いや〜」と照れていましたが、学校でいじめられた経験にも少し触れ、「今後は安心した環境で成長してほしい」と伝えました。父親の真剣な話を、子どもは泣きながら聞いていました。その後、支援学校を無事に卒業し、今年から専門学校に進みます。

自分の脳のタイプを知る

次男だけが、特別なのではない。「みんな違っていいんだ」と伝えるため、以前、長男が障害に関する本を参考に「脳のタイプ」を絵と文章で表した「僕の脳の世界」というノートを次男に見せました。一番信頼している兄が描いた「脳の世界」に次男は興味津々。本人から、どんな脳の状態なのかを聞き取りながら、次男のタイプを探っていきました。

彼の脳は大忙しで、止まることができず走り続けるタイプでした。色々な情報が一緒くたに入っては、どんどん落ちていく。場面を写真のように覚え、それをパラパラとめくるように思い出せる時や、写真が1枚だけ跳んでくるような時もあるとか。ちょっとややこしい、でもユニークで面白い脳の世界でした。

一般的に「自閉症」といわれる脳のタイプですが、彼は彼です。本人には、この点を強調して伝えました。「個性」や「才能」といった言葉も、紙に書いて説明しました。彼の自尊心を低下させたくなかったからです。

また、走り続けていれば脳は疲れます。脳にも休む時間が必要だと提案しました。

次男とは、その後も脳の話をします。心が疲れている日はうまく話せないので、できるだけ精神が安定し、元気な時に話すようにしています。

子どもへの手紙

子どもに伝える方法を夫婦で相談し、父親が息子への手紙を書くことにしました。

彼のよいところ、素晴らしいところ、自閉症は「病気」ではないから治す必要はないこと、自閉症の人の中には立派な人がいること、立派かどうかを決めるのは礼儀やマナー、ふるまい方であること、自分に合った工夫をするとともに、たくさんの「応援」をもらいながら生きていこうといった内容です。そして、父も母も彼が息子で幸せだということを伝えました。私たち自身、手紙を書くため話し合うことで、伝える内容を吟味できたように思います。

以前、息子は彼の特性の話になると、顔をそむけて、何かしら文句を言っていました。この手紙によって、息子が大きく変わることはありませんでしたが、障害に関する話になっても、その場から立ち去ることなく、最後まで聞くようになりました。彼が漠然と抱き続けた疑問の答えが見え始め、少し「楽」になったからかもしれません。

今、息子は高等部3年生。「就労」が目の前に迫ってきました。自分を知ったことを強みに、前進しようとしています。そして、「大人として生きていく宣言」を療育の先生と考えながら自分で書きました。

①大人になると「自分ルール」は使えません。

②人のせいにしない。その前に努力する。

③働ける人になる。

④失敗は成功の鍵となる。

宣言書に署名と押印もして、療育の先生や主治医にも見てもらいました。先生方が息子の応援団となって見守ってくださっていることが、彼の安心につながっています。

きょうだいの気づき

我が家は、息子の「自閉症」に関して結構オープンです。発達検査や療育などには、姉である娘も幼い頃から一緒に連れて行っていました。「弟はトランポリンできるのに、どうして私はダメなの？」と聞かれたこともありましたが、療育の支援員さんが、娘にもこっそりトランポリンを使わせてくれました。

娘が弟の障害について聞いてきた時も、誤魔化さずに、親として知っている知識を伝えました。そんなやりとりのおかげか、いつしか私の知らない情報を、彼女が教えてくれるまでになったのです。

今、娘は福祉事業所の職員として働いています。それは、きょうだいに障害があったからではなく、幼い頃、自分にトランポリンを使わせてくれた支援員のような仕事がしたいと思ったからだそうです。

学齢期の心配事④

学校へ行きたくない——子どもがいじめられたら

「もし、子どもが学校でいじめられたら、どうしたらよいのだろう?」と悩む親は少なくありません。子ども自身がうまく状況を説明できずにいたり、本人にはわからないように密かにいじめられている場合や、本人の言動から誤解を生じている場合などもあります。何らかの気づきがあれば、学校などに相談してほしいと思います。

また、本人が医師や相談・療育機関の職員に伝えることもあります。大人は一緒に問題解決に取り組み、**子どもが「話してよかった」と思える**ようにしていきたいと考えます。

本人へのいじめ

中学の修学旅行の時、息子は友達にズボンを脱がされて、からかわれたそうです。旅行から帰ったその足で、先生方が我が家に謝罪に来られました。

私はあまりのことに驚き、悲しみ、どう対処したらよいかわかりませんでした。先生方が帰った後も茫然としていたのですが、本人の様子を見ると普段とまったく変わりなく過ごしています。親が大騒ぎするとかえって気にしてしまうと思い、夫に報告し、冷静になってから知人や療育の先生にも相談しました。

はじめは、そんな話を聞かされて腹立たしくも思いました。でも、先生方は事実を伝えに来られたので、そこに怒りをぶつけるのは違います。それよりも、幼い頃から一緒に過ごしてきた女の子が、一人立ち向かってくれたことを知り、感謝の気持ちでいっぱいでした。

翌日、相手のお父さんとお母さんが謝罪に来られて、私も事の詳細を知りました。こちらからも、息子の思いや親の思いをお伝えしました。おそらく、相手のお子さんも、大ごとになって、自分のしたことの意味を知ったのだろうと思います。

今となっては、先生がすぐに

対応してくれたことや、周りの人の冷静なアドバイスのおかげで、親として問題に向き合えたと感じています。息子のことを同級生や親御さんたちに知ってもらうこと、トラブルが起きたら親自身がまず冷静になること、様々なことを考えさせられました。そして、小さい時から一緒にいた女の子の存在の大きさを感じました。

きょうだいへのからかいの言葉

兄の颯太（12歳）と妹の紗季（9歳）が遊んでいた時のことです。上級生の女の子が紗季に「あんたのお兄ちゃん、なかよし学級だね。病気だからね」と言ってきたそうです。颯太は何のことかわからなかったようですが、家に帰ってきた紗季が「お母さん、お兄ちゃんって病気なの？」と聞いてきました。

私は驚いて事の次第を確かめようとしましたが、言った相手の名前はわからず、とにかく紗季に兄のことを話すことにしました。

「紗季、お兄ちゃんは病気だと思う？」

「思わない」

「そうだね。お兄ちゃんには、できることもあるけど、わかりづらいこともあるの。でも、毎日走ってるし、料理もやってすごいよね。勉強も毎日やっているんだよ。なかよし学級に行ったら、『とてもわかりやすく教えてもらえる』って言ってたよ。誰でも苦手なことがあるけど、お兄ちゃんは努力しているんだから、素晴らしいよ」

そう伝えると、紗季は「ほんとだね、お兄ちゃんの作ったカレーおいしい。勉強も毎日頑張っているね。それに、すごい優しいもん」と言いました。

翌日、紗季の担任の先生に、この一件について話しました。先生はすぐに颯太の担任や校長先生にも相談されたようです。学校全体で、特別支援学級に在籍する子どもたちのことを理解するための働きかけをしてくださいました。

正直、どう対処すればよかったのかわかりません。でも、紗季がすぐに私に聞いてくれたこと、十分ではなくても私から説明できたこと、そして学校に伝えてすぐに対応してもらえたことは、意味があったのではないかと思います。

私は颯太と同様に、紗季の成長が気になっていました。突然のことに動揺しましたが、普段から友達や療育の先生に相談していたので、親として心構えができていたように思います。

本人からの相談

療育センターでは、本人がいじめの相談をしてくることもあります。

ある日、小学5年生の孝也君から手紙が届きました。

「僕は学校でいじめられています。今度お話しさせてもらいたいです。孝也より」

お母さんに電話で事情を聞くと、「孝也の動きを真似されて、からかわれたんです。ゴミを鞄に入れられたり、トイレに連れて行かれて閉じ込められたりもしたみたいです」とのことでした。

次に孝也君が療育に来る日に、相談を受けることになりました。

「トイレに閉じ込められたんです」と話す彼に、「そうなんだ。すごく嫌だったね」と共感や代弁をしながら、出来事を紙に書いていきます。彼は、言葉を吹き出すように話してくれました。

私からは「話してくれてありがとう。このことは、お母さんと先生たちで手立てを考えるからね。これからも、話してくれたら一緒に考えます」と伝えました。大人が向き合って聞いてくれるという経験が、その時の彼にとって大事だと考えたからです。その後、親御さんや学校とともに、どのような手立てをとるかを考えていきました。

孝也君はその後も、何か困ったことがあると両親、医師、療育関係者に話をしてくれます。そのたびに一緒に考え、できそうな対処や選択をします。**「大人が話を聞いて、一緒に対策を考えてくれる」という認識を持つ**ことは、悩みを一人で抱え込まないためにも重要です。

ひとこと

小学校低学年の頃は、子ども同士集団で遊んだり、家に集まって遊ぶため、からかいやいじめが起きても比較的気づきやすいです。しかし高学年になると、大人にわからないように隠れていじめられることがあるので、表情や言動の変化、体に傷がないかなど、注意を払う必要があります。

また、本人も「親や学校の先生に言いたくない」「どう言えばいいか、わからない」「相談しても、どうせ説教される」などと思っている場合もあります。子どもがSOSを発する前から、学校以外の友人関係や家族以外の大人との交流など、環境を変えて逃げられ

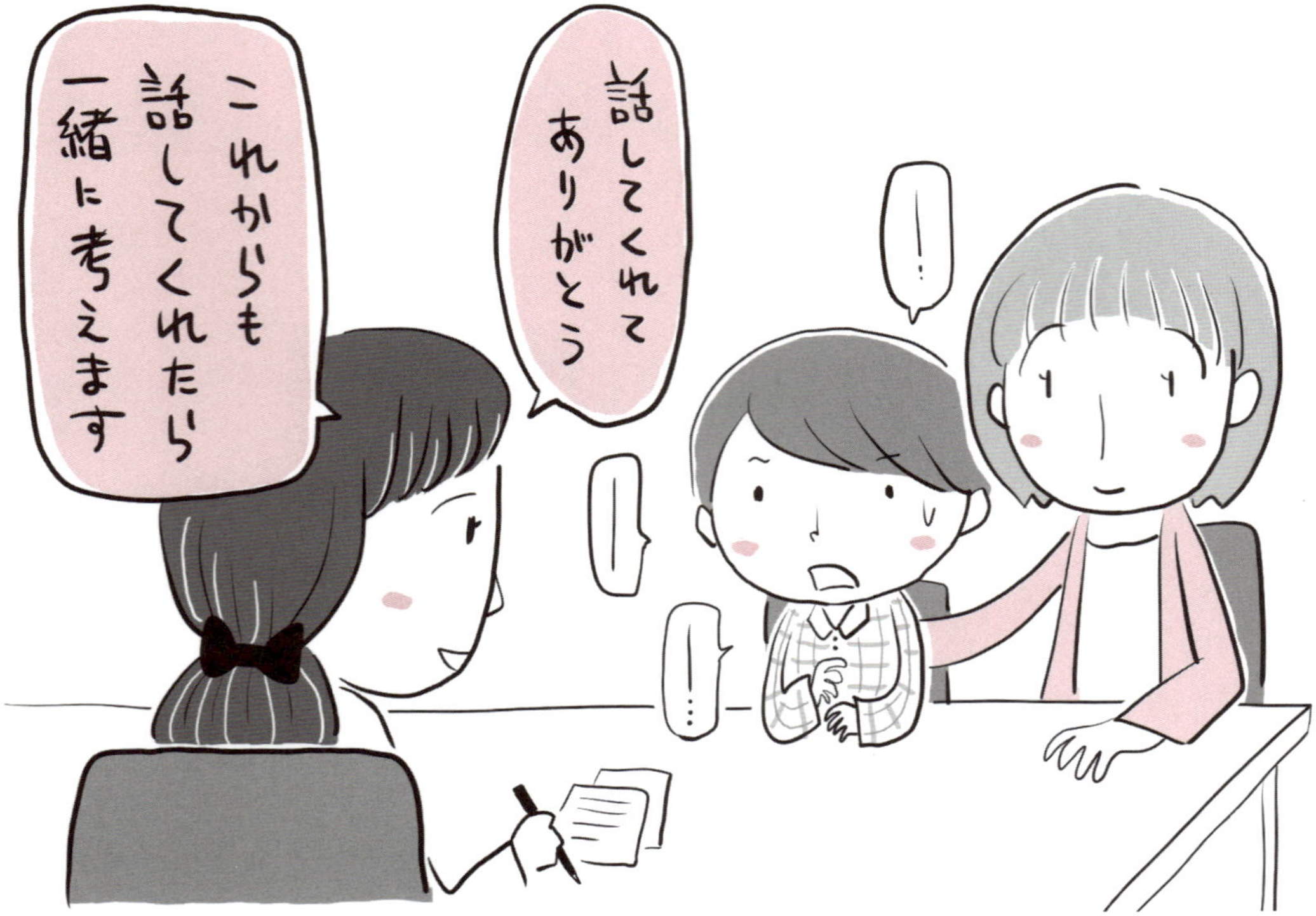
話してくれてありがとう
これからも話してくれたら一緒に考えます

る人や場所を作っておきましょう。

きょうだいに対するケアも忘れてはいけません。発達の遅れや障害のあるきょうだいのことでいじめられると、「親が悲しむのではないか」と気遣って、相談しない子どももいます。また、親に相談することが、「差別につながるのではないか」と考え、一人で苦しむケースもあります。

きょうだいは、普段から親を独占できない環境にあることがあり、いじめられても辛い気持ちを吐き出すことができません。そうならないためにも、意識して親を独占できる時間や場を作ってあげることが重要です。また、周りの大人には、きょうだいにも悩みがあることを理解して、接してほしいと思います。

学齢期の心配事⑤

性について、どう教えたらいい？

性のことや、年齢が上がってからの異性・同性との関わり方について、子どもにどう教えたらよいかと悩む親は多いです。ここでは、筆者らが療育や支援の現場でうかがった事例を紹介しながら、性のことを踏まえた関わり方や、異性との付き合い方など考えてみます。

感覚刺激に惹かれて先生のストッキングに

私が、異性との関わり方についてしっかり教えなければと思ったのは、息子が小学校の支援学級の時です。

担任の女性の先生がはいていたストッキングのキラキラした見た目と、ツルツルとした手触りに息子が興味を抱き、足元に寝転がって気持ちよさそうに触っていたという話を聞いたのです。その少し前には、同じ支援学級の6年生の女の子のスカートに興味を持ち、めくってしまったという出来事も。

まだ小学2年生ということで何とか許してもらえましたが、大きくなったらそうはいきません。「下手をすると性犯罪者になってしまうかも……」と危機感を抱きました。

息子は感覚刺激が大好きで、赤ちゃんの時から使っていたタオル生地を好んで触っていました。家の外まで持ち歩くことはありませんが、視覚と触覚の刺激をストッキングに求めたのだと思います。とにかく「触らない」「めくらない」を徹底して教えました。

とはいえ、彼は相手との距離感をつかむことが大の苦手。興味があると、どんどん近づいていってしまいます。反面、自分のパーソナルスペースはしっかりあって、立ち入られるのを極端に嫌います。

ひとまず女の子には「腕を伸ばした距離よりも近づかない」という目安で、繰り返し教えました。時間はかかりましたが、不用意に異性に密着することもなくなり、ほっとしています。

ルールを厳格にしすぎて学校の先生が困惑

うちの息子には、「家の中でも裸で歩かない」「誰かがいる時にズボンの中に手を入れて、股間を触ったりしない。ズボンの上からもダメ」「女の子に触らない。抱きつかない」「女の子の持ち物などを勝手に触らない」など。特に女の子や女性との距離は近づきすぎないように、「片手を伸ばした距離を保つ」と教えました。

その結果、中学の時に先生を困惑させてしまう出来事が発生してしまいました。ある日の夕方、英語担当の女性の先生から電話がありました。先生がアルファベットを教えようと息子の傍に寄った時、パッと逃げたそうです。その後も「あっちに行け」と言わんばかりに手を伸ばしたとのこと。「私、嫌われているのでしょうか?」と、先生が半泣きで話してくださるのを聞きながら、私は「あっ!」と思いました。

異性との距離を教えていたことが、ある意味で裏目に出たのです。息子にとっては初めての先生で、顔見知りでもありません。教えられたことはしっかり守る彼に、「適度」や「融通」なんてありません。「白か黒か」という思考で曖昧なゾーンがないのです。ましてや想像したり、相手の意図を読み取ったりするのが苦手な息子が、先生の思いに気がつくこともありません。

先生には、異性に対する距離感を厳しく教えてきたことがそのまま出たと思われることと、決して先生を嫌う思いからではないことを説明しました。支援学級の先生も説明してくださり、何とか誤解は解けましたが焦りました。

そして、息子は高校に進学。恋愛や男女交際にとても厳しく、女の子との席の距離にまで注意が入るほどの学校です。1年生の夏休み、同じクラスの女の子から「遊びに行こう」と誘われたことがありました。校則を理由に断ったのですが、本人は「行きたかった」と後で言っていました。

その後、同級生の女の子を好きになり、放課後に話をすることが楽しみになりました。距離は50㎝以上はあけているそうです。

好きな相手にLINE&電話攻撃？

高校生になった息子に好きな女の子がいることは、何となく気づきました。でも、好きになった異性と付き合う際のルールなど、細かいことは教えていませんでした。

ある日、息子が不安そうな顔で「○○さんから返事がこない」と言ってきました。LINEでやりとりをしていたそうですが、「既読」になっているのに返事がない。待っても、待っても、返事がないから「電話を3回かけた」と言います（後でわかりましたが、実際には7回かけていました）。

そこで「しつこく何回も電話をかけない」「LINEを何度も送ったりしない」と話したのですが、相手がどう思うかなんて息子は考えられません。相手からの返事がないのがどうしても不安で、疑心暗鬼になり、「どうしたの？」とLINE&電話攻撃。私は仕方なく、「あなたの行動は怖いよ」とはっきり伝えました。

仲良くなりたい人だったら、「今はどうするべきか？」を考え、まずはLINEと電話をやめること。しつこく送った後なので、とにかく時間をあけることを決めました。

でも、今度は「返事をくれない、電話に出ないのは、僕のことが嫌いだからだ」と解釈してしまい、その子が好きなくせに挨拶もせず、自分から避ける、逃げる……という行動をとってしまいました。

「普通に接しなさい」と言っても、息子には「普通」がわかりません。今まで通りに接することができず、意識しすぎて、ますます変になってしまいます。

ちょうど春休みに入る前だったので、「春休み中はLINEも電話も一切しない」「3年生になったら、『おはよう』と挨拶してみよう！」「それでも相手の子が怒っていたら謝ろう」と、いくつかのシミュレーションをしました。

休み明けに意を決して挨拶をしたら、相手の子はいつもと変わらない笑顔で「おはよう」と返してくれたそうです。話もできるようになって、息子はほっとしていました。

好きになっても、守らないといけないルールがあることや、それを教える必要性を改めて実感しました。

未来は「いい旦那さん」？

高校生の息子の今の夢は「働くこと」「一人暮らしをすること」「結婚すること」です。

親としても、「働くこと」は漠然とですが考えていました。でも、彼が希望するような賃貸マンションなどを借りての一人暮らしや、「恋人」を見つけて「結婚」するといった夢については、あまり考えたことがなかったので驚愕です。

息子は幼い頃から「面食い」でした。保育園の先生がとても可愛らしく、優しく、しっかりと芯のある方で、色々な面で息子に徹底して関わり、成長の手助けをしてくださいました。この先生がベースにあるのか、彼の好みのタイプは「可愛い」「とにかく優しい」「けれどビシッと言ってくれる人」です。

彼は今、「料理も手伝うし、洗濯もする。トイレやお風呂の掃除もするよ」と言ってくれる優しい男性になりつつあります。最近は「アイロンの練習がしたい」と生活力（特に家事力）を上げています。おしゃれ着用の洗濯も覚えて奮闘中。きっと、いい旦那さんになるでしょう。

彼は卒業して働くようになったら家計管理をするため、そして「結婚」という目標のため、お金の使い方の勉強も始めています。そのため、考え方が現実的でお金にも細かいです。

身の回りのことが一つずつできるようになり、いい相手が現れたら結婚にも期待が持てるようになった今、ふり返ると、障害の診断を受けた時に諦めた「未来」が目の前にあることに気づきます。

現在の高校は恋愛禁止なので、好きな子への告白は卒業してからだそうです。今年卒業した先輩と仲がいいので、相談しようと思っているとか。本当に、大きくなりました。

ひとこと

性教育の場面で、女の子が「通りすがりの人に胸を触られた」「いざという時に声が出なかった」と、痴漢に遭った体験を話してくれたことがあります。

性暴力は、抵抗できない弱い人を狙います。事が起こる前に「危険」への対処を教えることが重要です。人通りの少ない道や夜道を歩かない、服装や異性との距離間、防犯意識など、子どもたちに教えることはたくさんあります。

学齢期の心配事⑥

将来の就労をイメージするには？

職業体験をする

高校や大学で学業を終えたら、就労を目指します。発達の気になる子どもの場合、「働けるのだろうか？」と不安を感じている親は多いです。

将来、安定して働くためにも、子どもの成長に伴って「働く姿勢」を身につけていくことが大事です。時には子どもを「雇う側」の目で見て、家事などの役割を担わせて遂行させましょう。

また、大人の働く姿や職場を見せることも大切。子どもが仕事への興味を抱くきっかけは、身近なところにもあります。

特別支援学校等では、就職へ向けて企業実習やアルバイトを紹介してくれることもあります。しかし、それよりももっと前に、子どものうちに、職業体験ができる施設で、遊びながら経験しておくことも有効です。こうした施設では、様々な職種を体験でき、就業への視野を広げるきっかけになります。

また、家族の仕事場、地域の店や施設なども、様々な職業への意識づけとなります。「働くこと」に目を向け、学びにつなげるきっかけを作ってください。例えば、次のような場所の活用が考えられます。

〈家族で利用できる施設〉

- キッザニア（東京・甲子園）：実際にある企業の本格的な設備を使って職業体験ができる
- キッズプラザ大阪（大阪）：遊んで学べる体験型博物館
- カンドゥ（千葉）：本格的な衣装や道具での仕事体験を通して、楽しみながらお金の流れや社会の仕組みを学べる
- 工場見学：食品メーカーの工場での製造体験
- レストランや小売店での厨房やレジの体験など
- ＮＨＫ（東京・名古屋・大阪）：ニュースキャスターやレポーター体験ができる
- 造幣局、貨幣博物館、鉄道・

航空系の博物館などの社会学習プログラム

〈学校から紹介される企業実習〉

支援学校や職業訓練校では、企業実習などを紹介されることもある。企業実習を受けることで、評価や適性など生徒の課題もわかりやすくなる。

〈自治体の制度〉

現在は、ハローワーク以外にも、自治体が求職者と企業をマッチングする制度や支援がある。例えば大阪府なら、職場体験事業（大阪府商工労働部雇用推進室）の「あんしん就活」「職場体験マッチング会」など。もし、就職先が決まらなかったり、就労してすぐに辞めてしまったりしても、焦らずに自治体の制度を利用することもすすめる。

やってみました！

子どもの適性を伸ばす

我が家には、小学6年生の双子がいます。長女の瑞樹は、いろいろ器用にできますが、おしゃべりが止まらない子。自分の主張を押し通す傾向があり、「それは違う！」と延々言い続けて、自分ルールに変えてしまうことがあります。

長男の良助は発話が苦手で、2語文程度の会話レベルですが、性格は穏やか。相手のほうを見て、話す内容を一生懸命に理解しようとします。理解のスピードはゆっくりですが、こつこつ真面目に取り組みます。双子でも、性格は対照的です。

瑞樹の夢は、アナウンサーか声優だというので、私たちも普段から丁寧な言葉遣いや発音を意識しています。また、アナウンサーや声優は、延々と自分の意見を主張する職業ではありません。なので瑞樹にも、何でも口に出して主張するのではなく、声を出さずに心の中で言う練習をさせています。

良助は単純作業でもじっくり向き合える力があるので、手指の動きを鍛えたり、一人でも行動・作業できるように、簡単な手順書を作って家事を教えています。

将来の就労や自立も見据えて、子どもたちの適性を伸ばしていきたいと思っています。

コラム

ある飲食店店長の、従業員への嘆き

飲食店の店長をされている方と話をした時に、従業員について次のような声を聞きました。

「洗った布巾を洗濯機から取り出したまま（しわしわ）の状態で干してしまうんです。角を合わせて引っ張って、しわを伸ばしたりしないんですよ」

「トイレ掃除の時間と担当を決めていますが、掃除直後のはずなのにクレームがあります。どうも、目視でチェックするだけで、掃除をしていないみたいです」

「飲食店の仕事は、行動の往復が基本。でも、お客さんに水を提供しても、汚れたお皿の回収をしてこないんです」

「何度言っても覚えない。『いい加減に覚えろ！』と怒鳴りそうになります。こちらが疲れます」

一方で、従業員の中にはこんな事情もあります。「洗濯物を干す時に『早く』と言われたので、しわを伸ばしている時間が惜しいと思った」「『掃除』の詳しいやり方まで教えてもらっていない」「お客さんから、汚れた食器の回収を指示されなかったから」などです。

社会に出ると、本人がこれまでに学んだこと、体験したことが試されます。親や身近な大人が、時には「雇う側」の視点で子どもを見る必要があるのはそのためです。

また、店長の嘆きは理解できますが、指示を出す側にも工夫と配慮が求められます。考え方や感じ方は人それぞれで、こちらが「わかっているだろう」と思っていても、相手に伝わっていないこともあります。

そんなトラブルを防ぐためにも、従業員が理解し、行動しやすいマニュアルが必要。マニュアルがあれば行動できる人もいますし、わかりやすい指導のもとで経験を積めばできる人もいます。

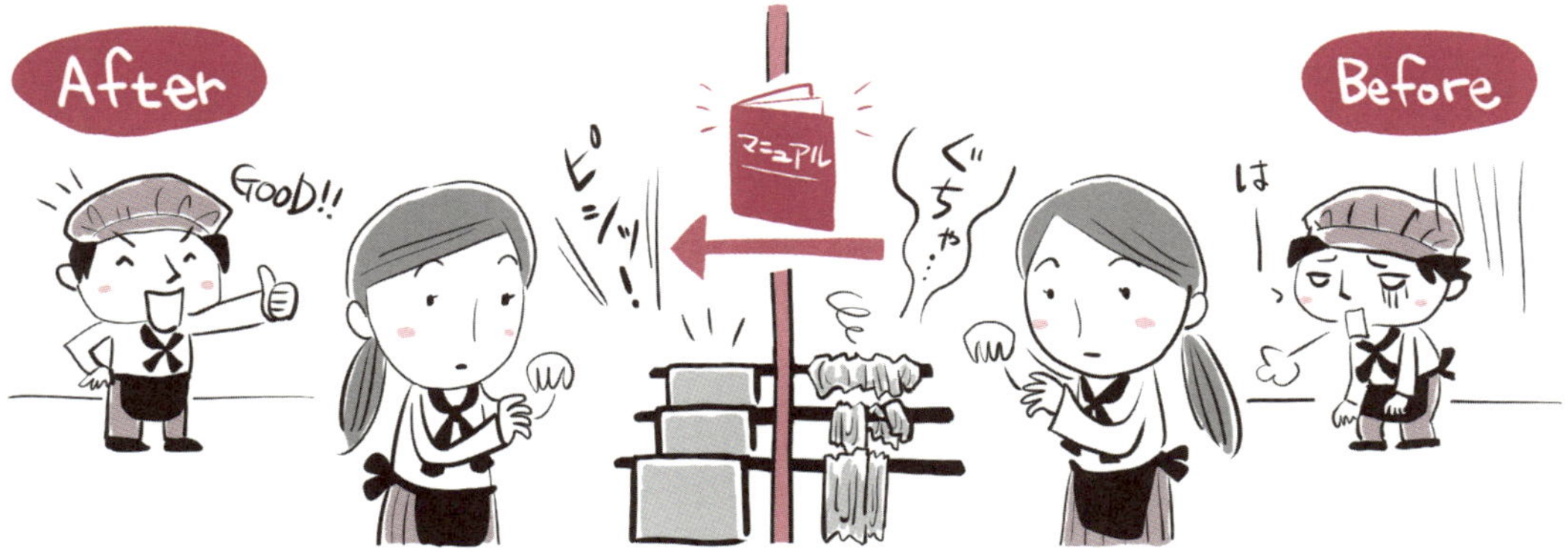

学齢期の心配事⑦

暮らしの場は色々 グループホームって、どんなところ？

共同生活に必要な準備

一般的に、親は子よりも先に亡くなります。障害のある子の親にとって、自分たちが亡くなった後、子どもがどう暮らしていくのかは大きな関心事です。わからないことや不安がある場合は、一人で悩まずに相談することが大切です。

障害のある人（障害程度区分1以上）は、親元を離れて地域で暮らすグループホームという制度を利用できます。

障害のある人たちが共同生活をするグループホームでは、一人暮らしとは違い、生活不安を軽減し、孤独にならない暮らしの援助が行われます（一部、単身入居できるグループホームもあります）。

小集団での生活の場なので、トイレ、風呂、洗面所、リビングなどは共用であることが多いです。そのため、自分本位なふるまいをせず、一緒にいて過ごしやすいことは、グループホームで長く暮らせるポイントといえます。本書で紹介する生活力やふるまい、コミュニケーションに関する様々なチャレンジは、将来、グループホームで暮らす上でも重要になります。

また、共同生活では、物や領域が自分のものか、他人のものか、共有していいものかなどを判断する必要があります。こうした「自他の区別」も学齢期から家庭内で教えておきます。

ちなみに、「グループホームには、なかなか入れない」という話もよく聞きますが、自治体のホームページなどで待機者状況と施設ごとの利用可能者数を公開している場合があります。本人の希望による一人暮らしや、健康上の問題によって、施設に移行する人もいます。施設の空き状況は刻々と変わるので、自治体が公開する情報をこまめに確認することをおすすめします。

そして、早い時期から登録しておき、グループホームの体験利

〈グループホームの特徴〉

対象者	身体・知的・精神障害のある人
共同住居	一戸建て、地域のアパート、マンションを借りて数人で生活
サテライト型住居	単身で生活を望む人の住居。一人暮らしに近い形態だが、入居者同士の交流が可能
利用料	・家賃、食費、日用品費、水道光熱費は、グループホームの形態によって異なる ・共同住居の場合は入居人数で頭割りをして負担 ・障害基礎年金の受給額程度の費用負担で生活できるように設定しているところが多い（受給額は障害程度区分によって変わる） ※小遣いや携帯電話、外出に伴う費用は自己負担
家賃補助	・入居者の家賃の一部を補助するために、特定障害者特別給付費（補足給付）が自治体より事業所に支給される（代理受領） ・金額は月額１万円（家賃の額が１万円に満たない場合は実際の家賃額）。市町村によっては独自に上乗せするところもある

用などで親と離れて暮らす準備をしておくとよいでしょう。

やってみました！

グループホームを見学

子どもが支援学校高等部２年生の時、保護者でグループホームの見学に行きました。

あまり自由のないところかと思っていましたが、掃除が行きわたり、テレビで観る「シェアハウス」のようで驚きました。

こんな所で過ごせたらいいなと思いましたが、子どもの性格や生活習慣を踏まえ、私たち親が元気なうちに、共同生活ができるような最低限のルールやマナーを身につけさせておかなければと思いました。

施設長によると、世話をしてくれる方（世話人）も研修を受けていて、世話人をサポートする法人職員もいるそうで、安心感がさらに増しました。当然のことですが、スタッフが情熱をもって働いておられるか、そして本人たちにどう関わっているかなどはとても大事です。建物のきれいさや設備ばかりでなく、支援してくれる人をしっかり見ることも重要です。

また、金銭面での心配もありましたが、障害年金で暮らしていけそうなことがわかり、ほっとしました。ただ、自分の楽しみに使う分は、子どもが働いて得たお金でやりくりできるようにさせたいと思います。

「20歳を過ぎたら親元を離れることを考える」なども、見学の中で教わりました。親として今できることは、子どもの自立に向けて、色々とチャレンジさせることだと思いました。

ひとこと

40代でグループホームに入居した保夫さんは、当初、集団生活の細かなことでよくトラブルを起こしていました。

キッチンに置いてあったお菓子を勝手に食べてしまう、他の人のタオルを勝手に使う、脱いだスリッパを揃えないなど、色々なことがありました。

家庭ではいちいち聞いたり許可を得ることがなくても、グループホームでは「誰の物か」「やってもいいことか」をたずねたり、判断する必要があります。たずねることが難しければ、環境面で工夫します。

世話人は、「キッチンに置いてよい物」を決め、タオルは入居者ごとに色分けし、トイレのスリッパを揃える目印の枠線を書いたマットを敷きました。これにより、保夫さんだけでなく、他の入居者にもわかりやすくなりました。

本人の困った行動にだけ働きかけるのではなく、環境を整えたり、本人と一緒に体験していく。そんな世話人の支援により、保夫さんのトラブルはなくなり、安心して暮らせるようになりました。

著者紹介

鹿野 佐代子

（しかの・さよこ）

33年勤めた社会福祉法人大阪府障害者福祉事業団で、知的障害のある人の結婚と出産をきっかけに、「性」と「お金」に関する支援の大切さに気づく。その後、性教育を学び、ファイナンシャル・プランナーの資格を取得。現在は、現場で起こる性や金銭のトラブル、親亡きあとの対策について全国で講演活動を行うほか、執筆やテレビのコメンテーターとしても活躍中。NPO法人ら・し・さ理事。保育士、幼稚園教諭二種免許、AFP・2級FP技能士、終活アドバイザー、温泉ソムリエ。

論文：2009年、第4回日本FP学会賞 日本FP協会奨励賞
　　　2009年、第1回「FP向上のための小論文コンクール」最優秀論文賞

著書：『今日からできる！ 障がいのある子のお金トレーニング』『誤学習・未学習を防ぐ！ 発達の気になる子の「できた！」が増えるトレーニング』（いずれも共著・翔泳社）

●NPO法人ら・し・さ：https://www.ra-shi-sa.jp/
●オフィシャルブログ「人生は一笑楽活」：https://ameblo.jp/sayoko-shikano/

橋本 美恵

（はしもと・みえ）

大阪教育大学卒業後、兵庫県の姫路市総合福祉通園センタールネス花北にて約15年間、ひょうご発達障害者支援センタークローバーで約15年間、通算30年以上療育を行う。トモニ療育センター河島淳子氏のもとで学ぶ。現在、家庭で親ができる療育の実践として、家庭･園でできる課題学習をはじめとする保護者の勉強会を催し、将来に向けた自立と心を育てる療育を提唱。園、学校、児童発達支援事業所、福祉施設、親の会などに出向き、講演やコンサルテーションを行うほか、県下の保健･療育機関で「家庭療育支援講座」（ペアレント･トレーニング）の実践と普及活動を担う。臨床発達心理士、特別支援教育士、保育士、特別支援学校教諭一種免許、小学校教諭一種免許、幼稚園教諭二種免許。

論文：式部陽子・橋本美恵・井上雅彦「保健師を中心にした発達の気になる子どものペアレント・トレーニングの試み」『小児の精神と神経』50（1）、2010年、p.83-92

著書：『誤学習・未学習を防ぐ！ 発達の気になる子の「できた！」が増えるトレーニング』（共著・翔泳社）

参考文献

『自閉症スペクトラム児のための心を育てる育児と教育 検査と課題学習 算数指導の進め方』トモニ療育センター 河島淳子・高橋千恵子（著）

『家庭療育支援講座 スタッフマニュアル』井上雅彦（監修）／橋本美恵・式部陽子（編集・執筆）／ひょうご発達障害者支援センタークローバー

本書内容に関するお問い合わせについて

このたびは翔泳社の書籍をお買い上げいただき、誠にありがとうございます。本書に関するご質問や正誤表については、下記Webサイトをご参照ください。

ご質問　https://www.shoeisha.co.jp/book/qa/
正誤表　https://www.shoeisha.co.jp/book/errata/

インターネットをご利用でない場合は、FAXまたは郵便にて、下記"翔泳社 愛読者サービスセンター"までお問い合わせください。電話でのご質問は、お受けしておりません。

送付先住所　〒160-0006　東京都新宿区舟町5
FAX番号　03-5362-3818
宛先　（株）翔泳社 愛読者サービスセンター

回答は、ご質問いただいた手段によってご返事申し上げます。ご質問の内容によっては、回答に数日ないしはそれ以上の期間を要する場合があります。
本書の対象を越えるもの、記述個所を特定されないもの、また読者固有の環境に起因するご質問等にはお答えできませんので、予めご了承ください。

※本書の内容は、2019年10月現在の法令に基づいて記載しています。
※本書に記載されたURL等は予告なく変更される場合があります。
※本書の出版にあたっては正確な記述につとめましたが、著者や出版社などのいずれも、本書の内容に対してなんらかの保証をするものではありません。
※本書に記載されている会社名、製品名はそれぞれ各社の商標および登録商標です。
※本書では™、®、©は割愛させていただいております。

未来に飛び立て！
発達の気になる子の大人になるためのチャレンジ〈学齢期編〉

2019年11月 8 日　初版第1刷発行

著　者　鹿野《しかの》 佐代子《さよこ》・橋本《はしもと》 美恵《みえ》
発行人　佐々木 幹夫
発行所　株式会社 翔泳社（https://www.shoeisha.co.jp）
印刷・製本　株式会社 加藤文明社印刷所

造本には細心の注意を払っておりますが、万一、乱丁（ページの順序違い）や落丁（ページの抜け）がございましたら、お取り替えいたします。03-5362-3705までご連絡ください。

ISBN978-4-7981-6047-4　Printed in Japan